さて、問題です。

白米、玄米、食パン、ライ麦パン、

ドライフルーツ、大福、せんべい、

とろろそば、フライドポテト、春雨サラダ。

このなかで、血糖値を上げる食べ物はどれでしょうか？

答えは、すべて血糖値を上げる食べ物です。

なぜなら、どれも糖質をたくさん含んでいるからです。

血糖値を上げる栄養素は、糖質のみ。

逆に、血糖値を上げないのは、脂質、たんぱく質、食物繊維……。


それなら糖質を減らして、糖質以外でおなかいっぱいにすればいい。

それが、前著『**血糖値がみるみる下がる食べ方大全**』で紹介した「ロカボ」という血糖値が下がる食べ方です。

ロカボのルールは簡単。

糖質の量を1食20~40g、間食10g以下に抑えるだけ。

あとは、肉も魚も、卵もチーズも、野菜もきのこ類も、
おなかいっぱい食べてください。

おかげさまで、多くの読者の方々や患者さんから喜びの声をいただきました。

「先生の本を読んで目から鱗《うろこ》でした。炭水化物を減らした分、肉や魚をたくさん食べられて、ストレスなく、**半年で体重マイナス6・5kg。血糖値157mg／dLから89mg／dL、ヘモグロビンA1cが8・1％から5・4％に**」（68歳・女性）

「食事制限のストレスなく、血糖値、ヘモグロビンA1cとも正常値に」（76歳・男性）

「『お酒を飲んでもいいですよ』。山田先生から言われた言葉です。この言葉を信じてロカボを実践すると**5カ月でヘモグロビンA1cが6・9％から5・5％に。空腹時血糖値が249mg／dLから117mg／dL**へと下がりました。今ではγ《ガンマ》－GTPも正常値になり、お酒も楽しめています」（67歳・男性）※前著より

「**うれしかったのは、お米もパンも食べられることです。**量はたしかに少ないですが、その分おかずが食べられるので、長続きできそうです」（54歳・女性）

今回は、読者のみなさんがもっと楽しく簡単にロカボを実践できるように、
血糖値が上がる食べ物、下がる食べ物をたくさん紹介する内容にしました。
糖質を減らせばいいのはわかったけど、
いったい何を食べていいの？　何を控えればいいの？
という読者の声があったからです。

「健康にいい」というイメージでも、血糖値を上げる食べ物がある一方で、
「体に悪い」というイメージでも、血糖値を上げない食べ物もあります。
そこを見分けられるようになると、さらにロカボが楽しくなります。
糖質が含まれていなくても、おいしい食べ物はたくさんあります。

はじめまして、
北里大学北里研究所病院糖尿病センター長の山田悟《やまださとる》です。
私は、糖尿病の専門医として、これまで高血糖に悩まれている多くの方々に生活習慣指導をしてきました。そして、たどり着いた答えが、本書で紹介するゆるやかな糖質制限「ロカボ」という食事法です。

カロリー制限、脂質制限、厳格な糖質制限……、
どれもつらいですよね。
続かないのは、大好きな食事が楽しくなくなるからです。
その点、ロカボは
「おいしく、楽しく、おなかいっぱいになる」食べ方です。

ロカボなら、きっとみなさんも続けられます。
そして、上手に血糖値をコントロールできるようになります。

プロローグ……1

第1章 おなかいっぱい食べても、食べ物しだいで血糖値は上がらない

●血糖値を上げるのも、下げるのも食べ物……12
●血糖値を上げるのは、糖質が含まれる食べ物だけ……14
●血糖値をコントロールするコツは、食後の血糖値を急上昇させないこと……17
●食を楽しみながら血糖値を下げる食べ方「ロカボ」……20
●ロカボのルールは簡単！　糖質を1食20〜40g、1日70〜130g……22
●糖質20〜40gってどのくらい？……25
●脂質を摂っても太らない。おなかの脂肪の材料はほとんど糖質……27
●脂質を控えてもいいことなんてないってホント？……30
●日本人は、たんぱく質も食物繊維も足りていない……35
●満腹になるまで食べても、食べ過ぎることはない……38

●「ロカボ」で血糖値が下がった、ヘモグロビンA1cも下がった～ロカボ実践者～ 42

第2章

安心して食べられる血糖値が上がらない食べ物

●脂質、たんぱく質、食物繊維は血糖値上昇にブレーキをかける！ 48
●お財布にやさしくてたんぱく質が摂れる食べ物はありますか？ 50
●お財布にやさしくて食物繊維が摂れる食べ物はありますか？ 52
●冷凍野菜や缶詰の野菜だと栄養価を期待できないでしょうか？ 54
●根菜類は控えめにしたほうがいいですか？ 56
●食べても罪悪感がない脂質ってありますか？ 58
●食べても罪悪感がないデザートってありますか？ 60
●主食をかさまししても血糖値が上がりにくい食材はありますか？ 63
●血糖値が上がらない食べ物でロカボを実践していけば血糖値がみるみる下がっていく 65

第3章

実は血糖値を上げてしまう要注意の食べ物&飲み物

● とんかつもお好み焼きも、焼肉も、ソースやたれが要注意！……68
● 揚げるよりも、炒めるよりも、問題なのは衣やとろみ……70
● 調味料に入っている糖質を忘れていませんか？……72
● 黒い食べ物は安心だと思っていませんか？……75
● 「ヘルシーだから安心」だと思っていませんか？……77
● 健康にいいというキーワードにだまされるな！……79
● 大豆、えだまめ以外の豆類は要注意！……82

第4章
ひと工夫で毎日の食事が楽しくなる血糖値が下がる食べ方

●主食がある日もお酒は楽しめる、主食がない日はもっと楽しめる……84
●主食がないときは、フルーツをたっぷり楽しめる……87
●ロカボは食べる筋トレ！……89
●運動していても血糖値が下がらない理由……92
●朝食は食べるべき、ただし糖質を控えてたんぱく質と油脂をたっぷり……94
●麺類が多くなりがちなランチで**血糖値が上がらないようにするコツ**……98
●ロカボのためのつくりおきのヒント……100
●**血糖値が上がらない新夜食**……102
●主食は塩分で食べるのではなく、油で食べる……104
●困ったら、とりあえず低糖質食品……106
●コンビニ食と外食は成分表を要チェック……108
●最後に糖質を摂る「**カーボラスト**」で血糖値はさらに安心……110

第5章
ロカボ脳を磨こう！ 料理対決！ 糖質が少ないのはどっち？

●隠れた糖質を見抜く力を身につけよう！……114
●問題①カルボナーラ vs とろろそば……115
●問題②シーザーサラダ vs 春雨サラダ……115
●問題③からあげ vs フライドポテト……115
●問題④フルーツサンド vs たまごサンド……117
●問題⑤甘酒 vs ハイボール……117
●問題⑥アーモンドチョコ vs せんべい……117
●問題⑦ミックスナッツ vs ドライフルーツ……119
●問題⑧濃厚アイスクリーム vs アイスキャンディ……119
●問題⑨シュークリーム vs 大福……119
●ロカボ実践に使える糖質表……121
おわりに……124
参考文献（該当箇所には「＊」を付記してあります）……126

第1章

おなかいっぱい食べても、食べ物しだいで血糖値は上がらない

血糖値を上げるのも、下げるのも食べ物

いまや国民病ともいわれる糖尿病。その数は、予備群まで含めると約2200万人ともいわれます。**国民の約6人に1人が血糖異常**を抱えているということです。

血糖異常とは、血液中にブドウ糖が多く残り、血糖値が下がらない状態が続くことで、空腹時血糖値が126㎎／dL以上、食後血糖値が200㎎／dL以上、ヘモグロビンA1cが6・5％以上になると、「糖尿病（が強く疑われる人）」と判断されます。

血糖異常が起こるのは、血液中に入ってきたブドウ糖を細胞に取り込むために働くインスリンというホルモンの作用不足に原因があります。

インスリン分泌《ぶんぴつ》細胞が破壊されて全く分泌できなくなるタイプを「1型糖尿病」、インスリンの働きが悪くなったり、分泌量が低下したりするタイプが「2型糖尿病」。日本人糖尿病患者の約95％は2型といわれ、この本の内容は2型を対象とした話になります。

糖尿病が怖いのは、**血糖異常が何年も続くことでじわじわと全身にダメージを与え、心臓病・脳卒中というような命にかかわる合併症につながる恐れがあることです。失明や透析といった合併症は命にかかわらなくても生活の質に大きな影響を与えます。**

また、食後高血糖は高血圧や脂質異常症やがんなど多くの疾病《しっぺい》の発症にかかわっているとされています。

しかも、現在の治療法では糖尿病を完治させるのは難しく、発症すると、高額な医療費を支払いながら終わりのない治療を続けることになります。

それでは、糖尿病にならないようにするにはどうしたらいいのでしょうか？

予防策として、よくいわれるのが運動です。しかし、元来、運動習慣がある人ならともかく、わざわざ時間をつくって定期的に運動を継続するのはなかなか大変です。

それより、もっと身近な予防策があります。

それは、そもそも血糖異常のもとをつくっている食事です。

難しく考えることはありません。**血糖値を上げる食べ物を控えて、血糖値が上がらない食べ物を積極的に摂るようにするだけのことです。**

血糖値を上げるのは、糖質が含まれる食べ物だけ

血糖値を上げるのは、「糖質」という栄養素が含まれる食べ物だけです。

食事で摂った糖質は、胃や腸でブドウ糖（グルコース）に分解・吸収され、肝臓を経由して血液の中に流れ込みます。

この血液中を流れるブドウ糖の濃度のことを、血糖値といいます。

つまり、**糖質を摂ると、血糖値は誰でも上がる**のです。ただし、先ほど紹介したインスリンがちゃんと働いてくれると、筋肉や脂肪、脳、内臓などの細胞に取り込まれ、しばらくすると平常時の血糖値に戻ります。

糖質がどんな食べ物にたくさん含まれているかというと、「炭水化物」といわれるとすぐに頭に浮かぶかもしれません。みなさんが毎日、もしかすると毎食食べている**白米ご飯やパン、**そして**うどんやパスタなどの麺《めん》類**です。

野菜類のなかでも、さつまいもやさといもなどのいも類には、糖質がたくさん含まれています。

それから、みなさんが大好きな甘いものの材料になっている砂糖やはちみつ、そして健康的なイメージがある果物などにもたくさん含まれています。

炭水化物から食物繊維を除いたものが糖質で、さらに単糖類、二糖類、オリゴ糖類、多糖類、糖アルコールに分類されます。

単糖類とはブドウ糖や果糖のように「単糖」（いちばん小さい糖の単位）が1個だけで存在しているもので、二糖類とは砂糖（ショ糖）や乳糖のように「単糖」が2つ結合したものです。オリゴ糖類や多糖類はブドウ糖が複数結合したもので、10個程度までのものをオリゴ糖類、それ以上のものを多糖類と呼びます。

多糖類の代表がでんぷんです。甘いものではないからと油断している人も多いですが、いも類やかぼちゃ、せんべいなどには、でんぷんがたっぷり。知らないうちに糖質の摂り過ぎになっている……ということも珍しくありません。

糖質を摂ると？

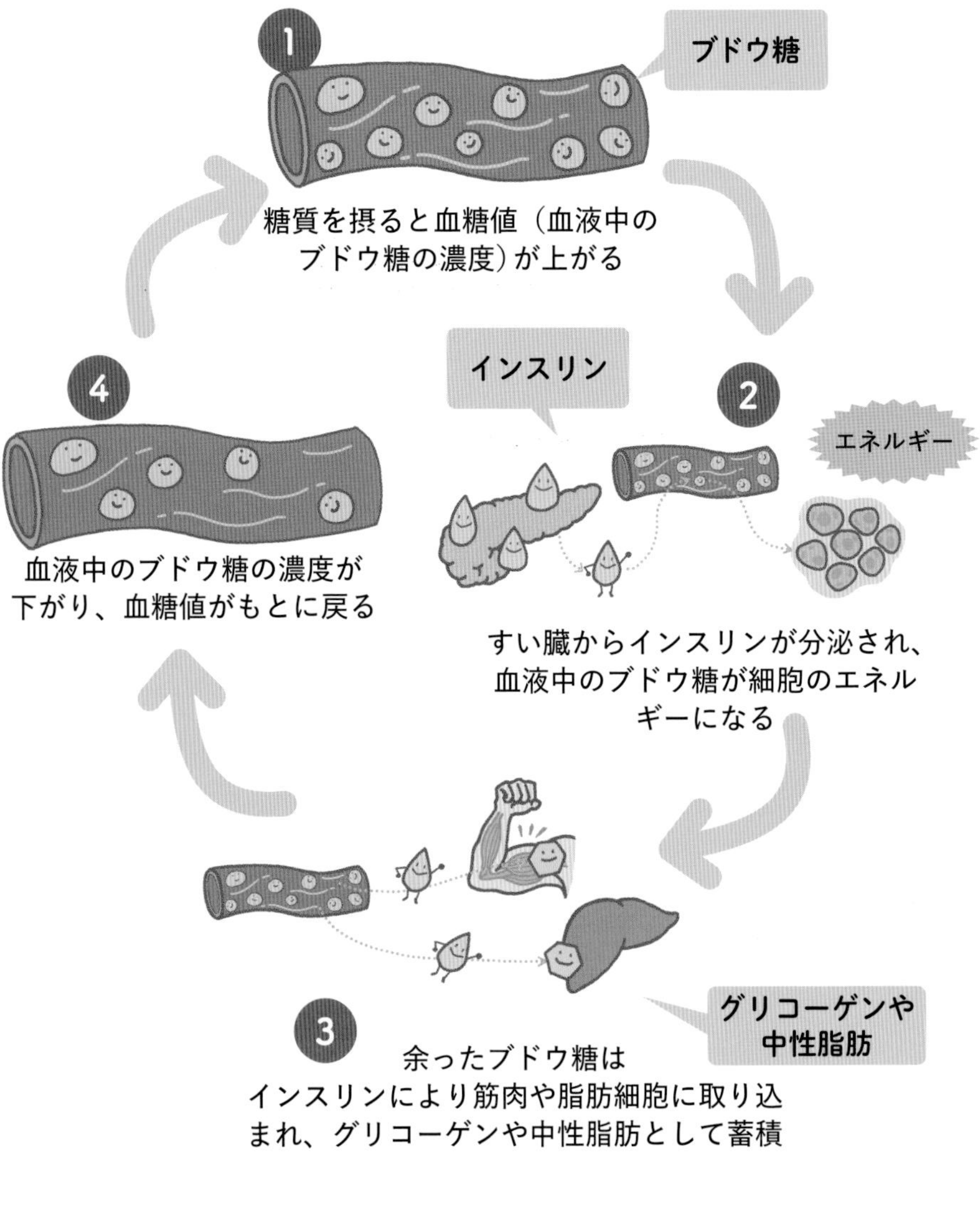
1
ブドウ糖
糖質を摂ると血糖値（血液中のブドウ糖の濃度）が上がる
インスリン
2
エネルギー
すい臓からインスリンが分泌され、血液中のブドウ糖が細胞のエネルギーになる
3
グリコーゲンや中性脂肪
余ったブドウ糖はインスリンにより筋肉や脂肪細胞に取り込まれ、グリコーゲンや中性脂肪として蓄積
4
血液中のブドウ糖の濃度が下がり、血糖値がもとに戻る

血糖値をコントロールするコツは、食後の血糖値を急上昇させないこと

本書を手にされたみなさんは、血糖値が高めであることを自覚されている方だと思います。おそらく健康診断の「空腹時血糖値」や「ヘモグロビンA1c」が正常値の領域を超えていたのではないでしょうか。

血糖異常が空腹時血糖値やヘモグロビンA1cに明確に表れるのは、糖尿病発症のだいたい1～2年前[*1]といわれています。すぐにでも食事を改める必要がありますね。

実は、空腹時血糖値やヘモグロビンA1cよりもっと早く血糖異常が始まっていることを教えてくれる数値があります。

それは、「食後血糖値」です。**食後血糖値の異常**（食後高血糖）は、**糖尿病を発症する約10年前から始まっている**[*1]といいます。つまり、食後の血糖値が急上昇しないような食事を心がけると、糖尿病を遠ざけられるということです。

食後血糖値は健康診断で測ることがほとんどないため、自分がどのくらいの数値なのかを知る機会は限られていますが、食後高血糖を起こしている人にはいくつかの特徴があります。

たとえば、**お昼を食べたあとの午後2時〜3時になると眠くなる、体がだるくなる、おなかいっぱい食べたはずなのにその数時間後には空腹を感じる……。**こうした症状が頻繁にある人は、食後高血糖の可能性が高いといえます。

食後高血糖は、血糖値が乱高下する**「血糖値スパイク」**という現象を引き起こすことにもなります。

血糖値スパイクが起きると、エネルギーの過剰摂取による肥満を招いたり、インスリンを分泌《ぶんぴつ》するすい臓に負担をかけて糖尿病を進行させたりすることにもなります。

また、血糖値の乱高下によって生まれる酸化ストレスが、毛細血管の障害や動脈硬化症を招く[*2〜4]ほか、認知機能の低下にも関係する[*5]ことがわかっています。

血糖値は一気に上がると、一気に下がる

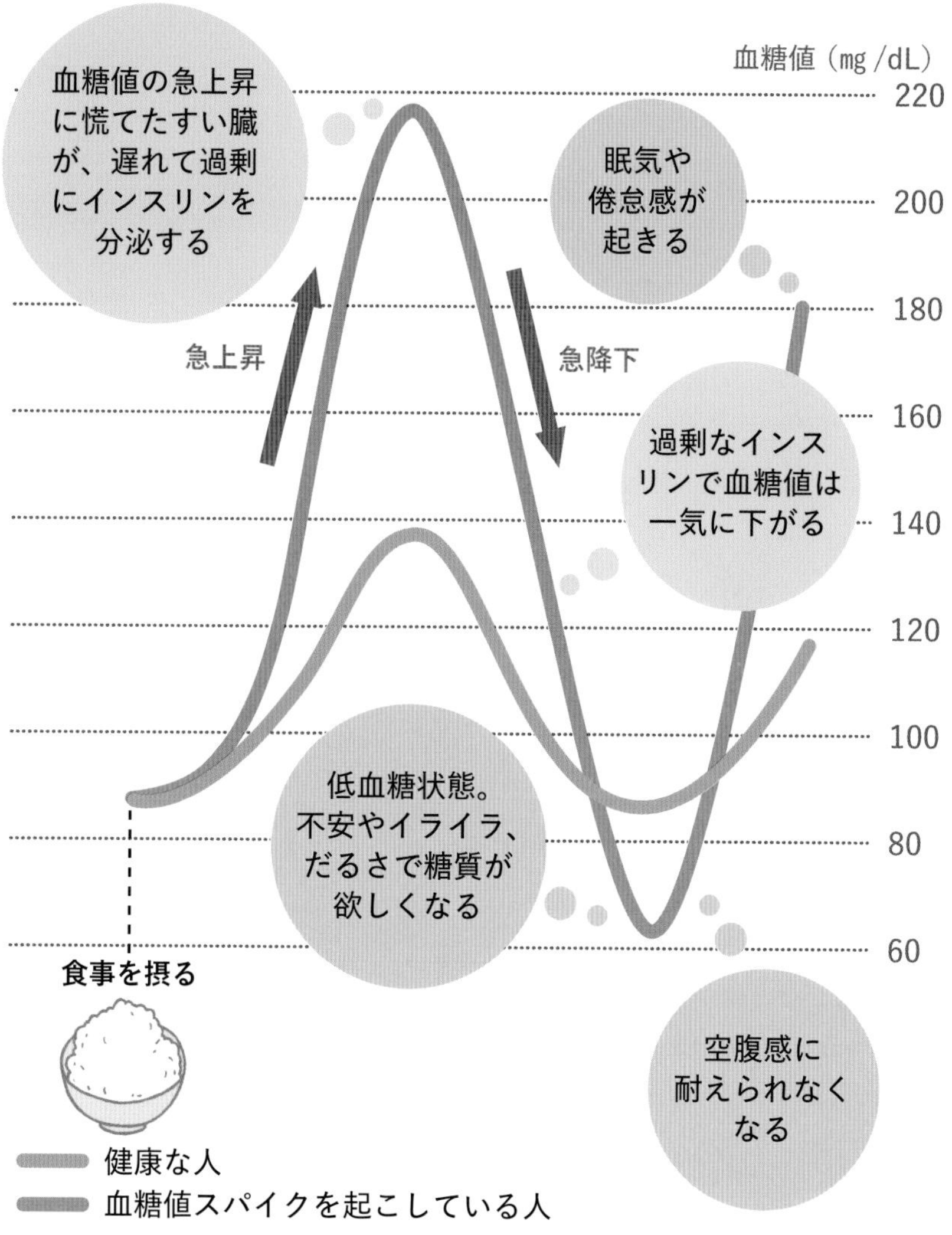
血糖値の急上昇に慌てたすい臓が、遅れて過剰にインスリンを分泌する
血糖値（mg /dL）
220
200
180
160
140
120
100
80
60
眠気や倦怠感が起きる
急上昇
急降下
過剰なインスリンで血糖値は一気に下がる
低血糖状態。不安やイライラ、だるさで糖質が欲しくなる
空腹感に耐えられなくなる
食事を摂る
健康な人
血糖値スパイクを起こしている人

食を楽しみながら血糖値を下げる食べ方「ロカボ」

「糖質を控える食事にするなら、いっそ糖質を抜いてしまうのはどうでしょうか？」と相談されることもあります。たしかに、糖質を摂らなければ血糖値が上がることはありません。

しかし、**白いご飯もおにぎりも、パンもサンドイッチも、ラーメンもパスタも、ケーキもせんべいも、それから果物も、すべて食べられなくなる生活に耐えられますか？** 私にはとても無理です。みなさんも、そんな食事が長続きするとは考えられないでしょう。

人にとって食べることは、楽しみのひとつ。

それを奪われるとしたら、生きることさえ楽しくなくなると思いませんか。そこで、私が考案したのが、**食を楽しみながら血糖値を下げる「ロカボ」という食べ方**です。

血糖値が下がる食べ方「ロカボ」のルール

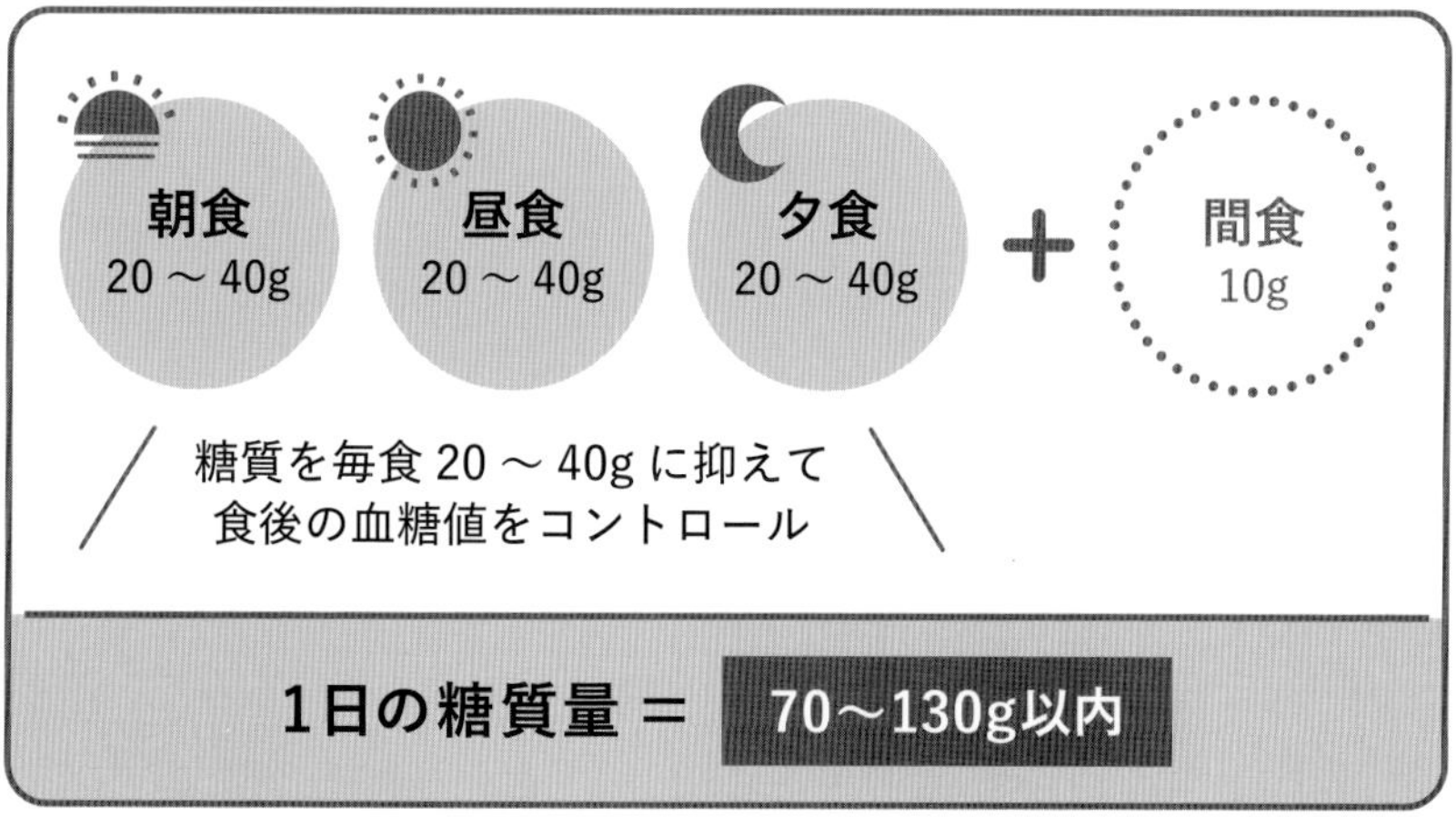

1. おなかがいっぱいになるまで食べる！
2. 糖質は抜かない。毎食20～40gしっかり摂る！
3. たんぱく質、脂質、食物繊維をしっかり摂る！
4. カロリーなんて全く気にしない！
5. 炭水化物、たんぱく質、脂質のバランスも気にしない！

ロカボのルールは簡単！糖質を1食20〜40g、1日70〜130g

ロカボのルールは簡単です。

前ページで紹介したように、**糖質を1食20〜40g、デザートや間食で10g、1日トータルで70〜130g**に抑えるだけです。ちなみに、一般的な日本人の食生活では、1日300gくらいの糖質を摂っています。

つまり、ロカボは、ゆるやかな糖質制限だと思ってください。

糖質を制限する食事法は「ローカーボ（LOW［低い］CARBO［糖質］）」と呼ばれますが、ローカーボは極端な糖質制限まで含まれる概念のため、区別するために「ロカボ」と呼ぶようにしました。

1日の糖質の摂取量の上限を130gに設定したのは、2006年にアメリカ糖尿病学会が定めた糖質制限食の定義に基づいています。[*6] **なぜ130gなのかというと、**

脳と赤血球の消費する糖質の量が1日約130gだからです。

この数値は、**体格、性別、運動量に関係ないとされています。**[*7]

私たちの体のエネルギー源となる栄養素は糖質、脂質、たんぱく質ですが、エネルギー源が糖質でないと困る細胞が2つあります。それが、脳と赤血球です。

脳は、血液脳関門を脂質が通れないことから、脂質ではなく糖質をエネルギー源として利用します。また、赤血球は、細胞としてブドウ糖しか利用できないという性質を持っています。そこで、脳と赤血球が活動するために1日130gの糖質を確保しておきましょうといわれることもあります。

しかし、本当のところをいうと、肝臓から1日150g以上のブドウ糖が血液中に放出されるので、[*8]**口から糖質を摂らなくても理論上は大丈夫**です。一方で、赤血球や脳はインスリンを使わずにブドウ糖を取り込みます。インスリン作用が低下している人でも1日130gまでの糖質の摂取なら余裕で処理しきれると期待できます。

それを**1日3食で割り算すると、130g÷3＝43・3g。**これを四捨五入した値が40gです。ただ、40gを1日3食食べると1日120gにしかなりません。残りの

10ｇは嗜好品のための糖質量としました。

また、下限を70ｇに設定したのには、大きな根拠はありません。1日50ｇ以下の糖質摂取にするとケトン体という物質が肝臓でつくられ、脳をはじめ全身に届けられます。このケトン体は認知症をはじめとする脳の疾患《しっかん》の治療や予防に有効であると考えられています。なかでも全身に痙攣を生じる「てんかん」という病気に対しては、ケトン体を産生させる食事（ケトン食）がガイドラインで推奨されています。

ただ、そのてんかんの方たちですら、ケトン食の継続が困難で、多くの患者さんがケトン食の継続に悩んでいることが知られています。

私たちは、食べることは人生の楽しみであると考えています。ですので、**極端な糖質制限を目指して食べる喜びを失うことがないように、ケトン食にはならないようにしたい**と考えました。1日50ｇを3食で割り算して求めたのが、1食20ｇ以上（50ｇ÷3＝16・7ｇを四捨五入しました）という設定です。

1食20ｇで3食に嗜好品の10ｇを足し算すると、1日の下限は70ｇということになります。

糖質20～40gってどのくらい？

１食の糖質20～40ｇ。

この数字からは、いったいどれくらいの量が食べられるのか想像できないですよね。

きっちり計算して食べる必要はありませんが、**目安としては、白米ご飯ならお茶碗半膳、食パンなら8枚切り１枚、パスタやラーメン、そばなどの麺類なら１人前の半分くらいの量**になります。

この目安は、糖質40ｇではなく、20～30ｇで計算したものです。主食を糖質30ｇまでにするのは、おかずや調味料などにも糖質が含まれているからです。

これだけで見ると、おなかが空きそうですが、**主食で満たされない分、おかずをたくさん食べていいのがロカボ**です。肉も魚も、野菜もきのこ類もおなかいっぱい食べてください。それでもこれまでよりも血糖値を下げることは可能です。

まずは主食を半分に減らしてみましょう！

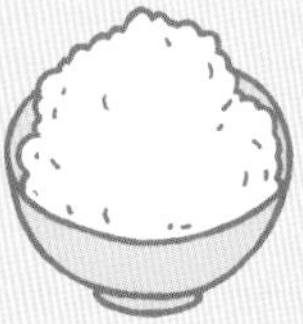

白米ご飯
茶碗 1 杯（約 150g）
糖質約 53.4g
▶
半膳に
糖質約27g

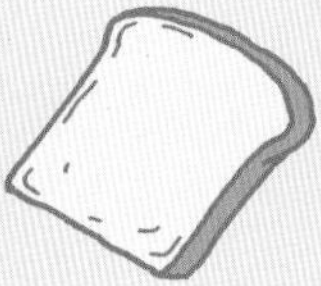

パン
6 枚切り 1 枚
糖質約 25.3g
▶
8 枚切りに
糖質約20g

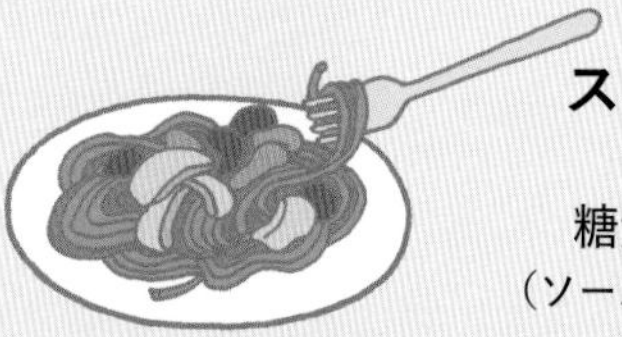

スパゲティ
1 人前
糖質約 54.2g
（ソース・具材含まず）
▶
スパゲティ半分に
糖質約27g

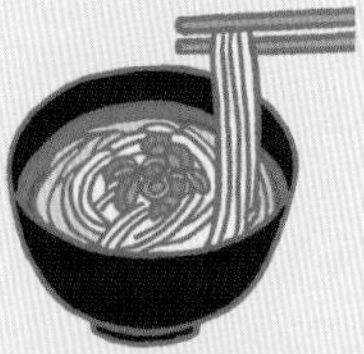

ラーメン
1 人前
糖質約 60.3g
（つゆ・具材含まず）
▶
麺半分に
糖質約30g

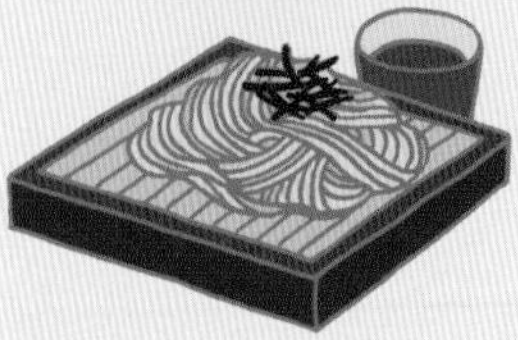

そば
1 人前
糖質約 46.2g
（つゆ・具材含まず）
▶
そば半分に
糖質約23g

脂質を摂っても太らない。おなかの脂肪の材料はほとんど糖質

ロカボの基本的な考え方は、血糖値を上げる糖質をたくさん含む食べ物を控えて、血糖値を上げない食べ物をたくさん摂る、ということです。

特に、おなかをいっぱいにするために食べてほしいのが、脂質とたんぱく質、そして食物繊維です。それぞれについて、解説していくことにしましょう。

ロカボでは、脂（油）も積極的に摂ってください。

そう言うと、必ずといっていいほど言われるのが、「脂（油）を摂ったら太りますよね」。はっきり言っておきます。**脂質を摂っても太りません。**

食べた脂質がおなかやお尻《しり》の脂肪になると勘違いされている人が多いようですが、おなかやお尻にたっぷりついてしまった脂肪のもとは、脂質ではなく、摂り過ぎてしまった糖質です。

口から入ってきた糖質は、すぐに血管に流れ込み、インスリンの働きでエネルギー源を必要とする細胞に取り込まれます。そして余った糖質は、やはりインスリンの働きで脂肪細胞に放り込まれ、中性脂肪に変えられて蓄積されます。

また、特に果糖は、全身でというより、ほぼ肝臓だけで処理されます。そして、肝臓で処理しきれない果糖はどんどんと中性脂肪に変換されてしまいます。

お酒を飲んでもいないのに脂肪肝。そんな方は、ぜひ果糖に注意をしていただきたいものです。

一方、口から入ってきた脂質は、糖質とは異なり、いったんリンパ管に流れ込みます。そして、左鎖骨に向かってじわじわと上がっていき、左鎖骨下の静脈から、ようやく血管に流れ込みます。

口から摂った脂質が、血管に乗って全身をめぐり終えるのに7時間くらいかかるといわれます。そして、その間に、血液中を流れる脂質はどんどんと、いろいろな細胞によって消費されることになります。

前の食事で摂った脂質の処理が終わるか終わらないかくらいで、次の食事が始まります。結果として口から摂った油脂の影響下では、血中の脂質濃度はほとんど上昇せず、ずっと安定していることになるのです。

「脂（油）を摂ったら太る」や「脂（油）を摂ったら中性脂肪が増える」は、ほぼ妄想にすぎないのです。[*9、10]

三大栄養素の吸収経路

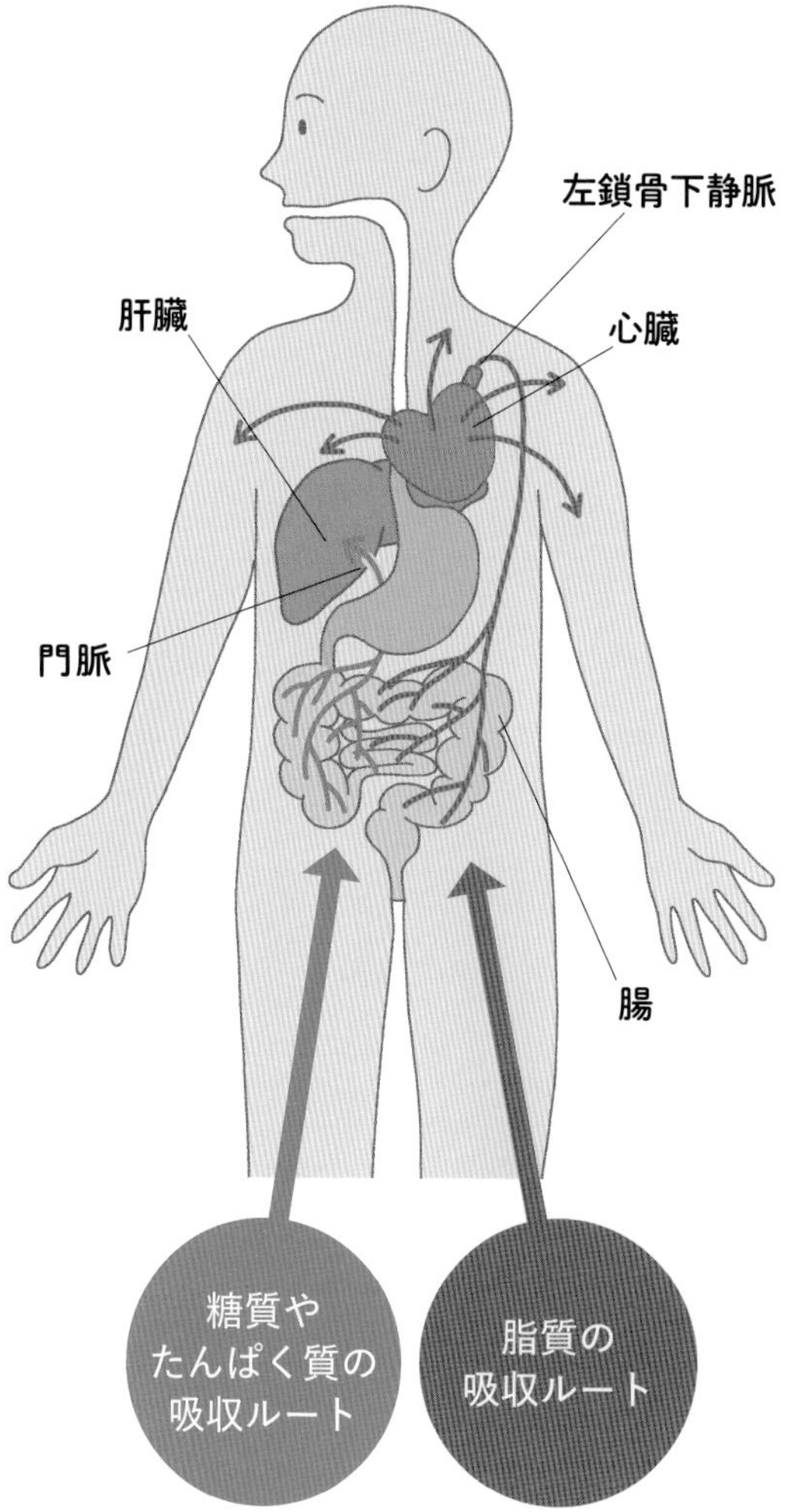

脂質を控えてもいいことなんてないってホント？

脂質がどうしても悪者のイメージになるのは、「健康のために脂（油）を控えましょう」といろいろな場面で見たり、聞いたりすることがあるからだと思います。

脂質を控えたからといって、いいことなど何もありません。

そのことを最初に言いきったのは、2014年6月23日号のアメリカの雑誌『タイム』でした。

表紙に大きく書かれたメッセージは、「Ｅａｔ Ｂｕｔｔｅｒ（バターを食べろ）」。特集内容は、心臓病の予防法といわれていた脂質制限は間違っていたというものでした。

このことは血中の中性脂肪濃度においても同じで、2011年の米国心臓病学会の声明[10]には、「脂質摂取を減らすと、血中の中性脂肪値が上昇する」と明記されています。

また、2015年の米国食事摂取基準には、「食べる脂（油）は制限しません。なぜならば、それを控えても、心臓病の予防にも肥満の予防にもつながらないからです」と明記されています。[11]

さらに、この2015年のアメリカの食事摂取基準では、脂質制限に加えて食べ物のコレステロール基準も撤廃されます。[11]
理由は、悪玉といわれるLDLコレステロールは、食事でコレステロールを控えても（卵を控えても）肝臓でのコレステロール合成が増えるので、血中コレステロール濃度を管理できないことや心臓病の予防につながらないことがわかったからです。

2013年版のアメリカ糖尿病学会の推奨する食事法は5つでした。[12] 糖質制限、地中海食、DASH食、ベジタリアン、脂質制限です。

しかし、2014年には脂質制限はなくなり、[13] アメリカ糖尿病学会とヨーロッパ糖尿病学会の推奨する食事法は、残りの4つになりました。[14]

ちなみに２０１９年版のアメリカ糖尿病学会[*15]では糖質制限がナンバー1、２０２２年版のヨーロッパ糖尿病学会との合同レポート[*16]では地中海食と糖質制限があげられています。

アメリカ糖尿病学会の食事療法の責任者である、デューク大学のウィリアム・ヤンシー教授や、アメリカの肥満内科医会の理事長であるエリック・ウェストマン教授は、「脂（油）がいちばん安全な栄養素だ！」とさえ言っています。

いまや、脂質を控えることに価値があると言っている人は、世界的には、ほとんどいないのです。ただ、例外的に飽和脂肪酸（動物性脂肪）については、制限をしたほうがいいと思っている人がまだいるかもしれません。

ただ、これについてもご安心ください。たとえば、日本の国立がん研究センターが中心になって行った多目的コホート研究（ＪＰＨＣ Ｓｔｕｄｙ[*17]）によると、**飽和脂肪酸を食べる量が少ないグループのほうが多いグループより脳卒中の発症リスクが上昇**していました。

また、文部科学省の助成を受けて名古屋大学などが行ったコホート研究（ＪＡＣＣ Ｓｔｕｄｙ）[*18]においては、飽和脂肪酸の摂取量と心臓病の死亡リスクに関連性は示せず、そして、やはり**飽和脂肪酸の摂取量が少ないと脳出血や脳梗塞《こうそく》による死亡率は高かった**のです。

日本人は平均的に、エネルギーの７％を飽和脂肪酸で摂っているといいます。それが理由で、日本人の食事摂取基準では飽和脂肪酸を７％以下にするといいと書いています。本当にそれでいいのでしょうか？

７％以下にするといいことがあるという資料は、今のところどこにもありません。一方で、摂取量を減らしたら脳卒中のリスクが上昇する懸念は十分にあるのです。

世界中で脂質を控えてもいいことはない、あるいは悪いことが起こりえるという論文が発表されているのに、**「脂（油）は控えましょう」「脂（油）の摂り過ぎには注意しましょう」というのは、おかしな話**なのです。

では、脂質をたくさん摂るようになると、どんなことが起こるでしょうか？

実は、**脂質をたくさん摂取すると、脂質をメインのエネルギー源として使える体質になるということが科学的にわかっています。**

脂質制限をしながらカロリーを制限するグループ、オレイン酸を中心に脂質をしっかり摂りながらカロリー制限をするグループ、カロリー制限をせずに糖質だけを制限するグループという3つのグループで減量効果を調査した、ＤＩＲＥＣＴ試験があります。

もっとも減量できたのは、糖質だけを制限したグループでした。[*19]

つまり、**脂質を摂ったからといって太るわけではないし、脂質を摂りながら糖質を減らせばやせるのです。**

脂質を控えなくてもいいなら、毎日の食事がもっと楽しくなると思いませんか。

日本人は、たんぱく質も食物繊維も足りていない

ロカボでは、脂質だけでなく、たんぱく質も食物繊維もどんどん摂ってくださいとお伝えしています。

なぜなら、日本人は、たんぱく質も食物繊維も、もっと摂っていいからです。

たとえば、たんぱく質。

高度経済成長期が終わった頃にピークを迎えていた日本人のたんぱく質の摂取量は、２０００年代頃から急激に減少してきて、今では１９５０年代と同じ水準だと国民健康栄養調査で報告されています。[*20]

現代人のたんぱく質の摂取量は、戦後の貧しくて食糧に乏しかった時代と同レベルということになります。飽食といわれる時代なのに不思議ですよね。

日本人のたんぱく質の摂取量が減ってきた要因のひとつは、健康志向やダイエットブームなどの影響でカロリーを制限する人が増えてきたからかもしれません。もうひ

とつは、「たんぱく質を食べ過ぎると腎臓《じんぞう》に負担をかける」という誤解もあります。

2013年および2019年に発表されたアメリカ糖尿病学会のガイドラインでは、**「たんぱく質の制限は推奨できません。なぜなら、制限しても何もいいことがないからです」**と明記されています。[*12、15]

たんぱく質は増やしても減らしても、腎臓の機能には全く影響はないといわれています。[*21] 逆に、たんぱく質を減らすと、筋肉量が減って基礎代謝の低下を招くことになります。いつまでも元気でいたいなら、たんぱく質はしっかり摂るべきなのです。

食物繊維も、日本人は不足しがちといわれています。

食物繊維は、脂質やたんぱく質と同様に血糖値の上昇を抑える栄養素です。

食物繊維が糖質の消化・吸収をゆるやかにすることはよく知られていましたが、2014年に実施されたフランスの研究グループの調査によって、食物繊維が肝臓に働きかけて血糖値の上昇を抑制することが明らかになりました。[*22]

また、細胞が血液の中を流れるブドウ糖を取り込むときに、食物繊維が脂肪細胞側にフタをして、筋肉への取り込みを優先させることも期待されています。[*23]

それなのに、**日本人の食物繊維は慢性的に不足している**といわれています。

厚生労働省の「日本人の食事摂取基準（２０２０年版）」によると、１日の食物繊維の摂取量の目標は18〜64歳の男性で21g以上、女性で18g以上。ところが実際の数値は足りていません。「国民健康・栄養調査（２０１９年）」の結果では、食物繊維の摂取量は20歳以上の男性で19・９g、女性で18・０gです。

一見、女性は足りているように思われるかもしれませんが、これは平均値ですから、女性であっても少なくない人が18gを下回っているということになるわけです。

おいしいものをおなかいっぱい食べて満足していますが、実は、栄養素によっては栄養不足に陥っているのが私たちです。

糖質が多い主食を控えて、脂質やたんぱく質、食物繊維がたっぷり摂れるおかずをたくさん食べてください。いろいろな食材を食べることで、ビタミンやミネラルなどの必要な栄養素もしっかり摂れます。**おなかいっぱい食べながら栄養素をしっかり摂り、血糖値を下げる。それがロカボ**なのです。

満腹になるまで食べても、食べ過ぎることはない

「おなかいっぱいになるまで食べてください」

こう言うと、血糖値が高めの方やメタボリック・シンドロームを気にしている方は、「カロリーは大丈夫……？」「さすがに食べ過ぎになるのでは……」と心配します。安心してください。**満腹中枢がしっかり働けば、おなかいっぱい食べても、食べ過ぎることはありません。**

食事のときに満腹中枢を刺激するのは、糖質だけではありません。**たんぱく質や脂質も消化管ホルモンの分泌《ぶんぴつ》を高め、糖質以上に満腹中枢を刺激して食べ過ぎを防いでくれます。**[*24]

特に、たんぱく質と脂質は、胃から分泌され空腹感をもたらすグレリンを長く抑制するため、腹持ちのよさからいっても優秀。[*24、25] 反対に、糖質はたくさん食べてもグレリンを抑制する力が弱いため、すぐにおなかが空いてしまいます。

おなかまわりが気になる方のために、ロカボの効果をお伝えしておきます。

被験者200人を対象にロカボを実践してもらい、体重と血糖値の改善度合いを調べた実験では、やせている人でも、ふつうの体形の人でも、太っている人でも血糖値が改善することがわかりました。

さらに、**やせている人は体重が増え、ふつうの人は体重がほとんど変わらず、BMI[*]25以上の太っている人では減量効果があり、特に35以上の非常に太っている人でこそ減量効果が大きくなりました。**[*26]

ロカボは、おなかいっぱい食べても太らないから、安心して始めることができる食事法でもあるのです。たんぱく質などの栄養もしっかり摂るから、糖尿病を改善しながら筋肉をつけて体重を増やしたいご高齢の方などにもピッタリの食べ方です。

そもそも**カロリーを制限する食事は、長くは続きません。**

カロリー制限は、私自身も実践し、10年以上前には患者さんに指導していた時期もあります。その長年の実体験から導き出された結論は、「**カロリー制限は万人にとって継続不可能な食事法である**」ということです。

そもそも、毎回食べたもののカロリーを正確に計算するのが面倒で、かつ、不正確

＊BMI＝［体重(kg)］÷［身長(m)×2乗］

なのです。[*27] きちんとした食事調査から得られたカロリー摂取量は、二重標識水法という方法で正確に測定したその人のカロリー摂取量（正確にはカロリー消費量を測定しているのですが、体重が一定であればカロリー摂取量といえます）の80±20%程度に分布します。

太っている人ほど、カロリー摂取量の把握が下手であることもわかっています。

それでも、なんとなく満腹になるまで食べてはいけないという意志が働き、腹八分を維持しようとするため、常におなかが空いている状態になります。

そうすると、やがて食べたいという衝動に耐えられなくなり、リバウンドしてしまう。これが、カロリー制限の実態です。

アメリカで行われたカロリー制限の研究で、面白い結果があります。

「カロリー制限の寿命延長効果を証明する研究に協力したい」という強い意志のもとに集まった健常者を対象に実験（CALERIE試験）を行ったところ、143名中28名が脱落してしまいました。[*28] そして、みな、骨密度を低下させました。[*29]

どんなにやる気があっても、意志が強くても、続かないのがカロリー制限。ロカボは、おなかいっぱい食べられるから続けられる食べ方でもあるのです。

たんぱく質も脂質も、食べると満腹中枢を刺激する

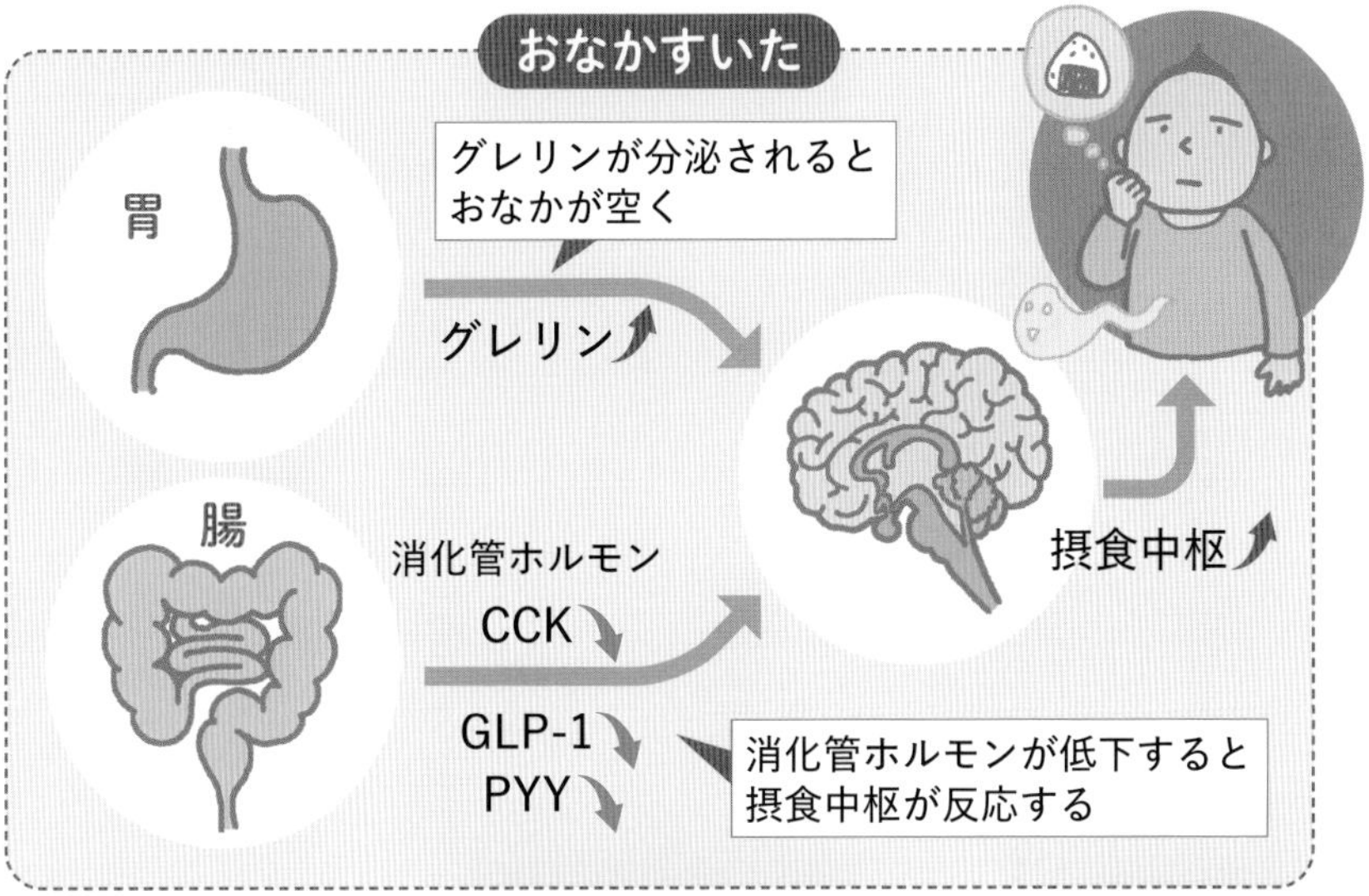

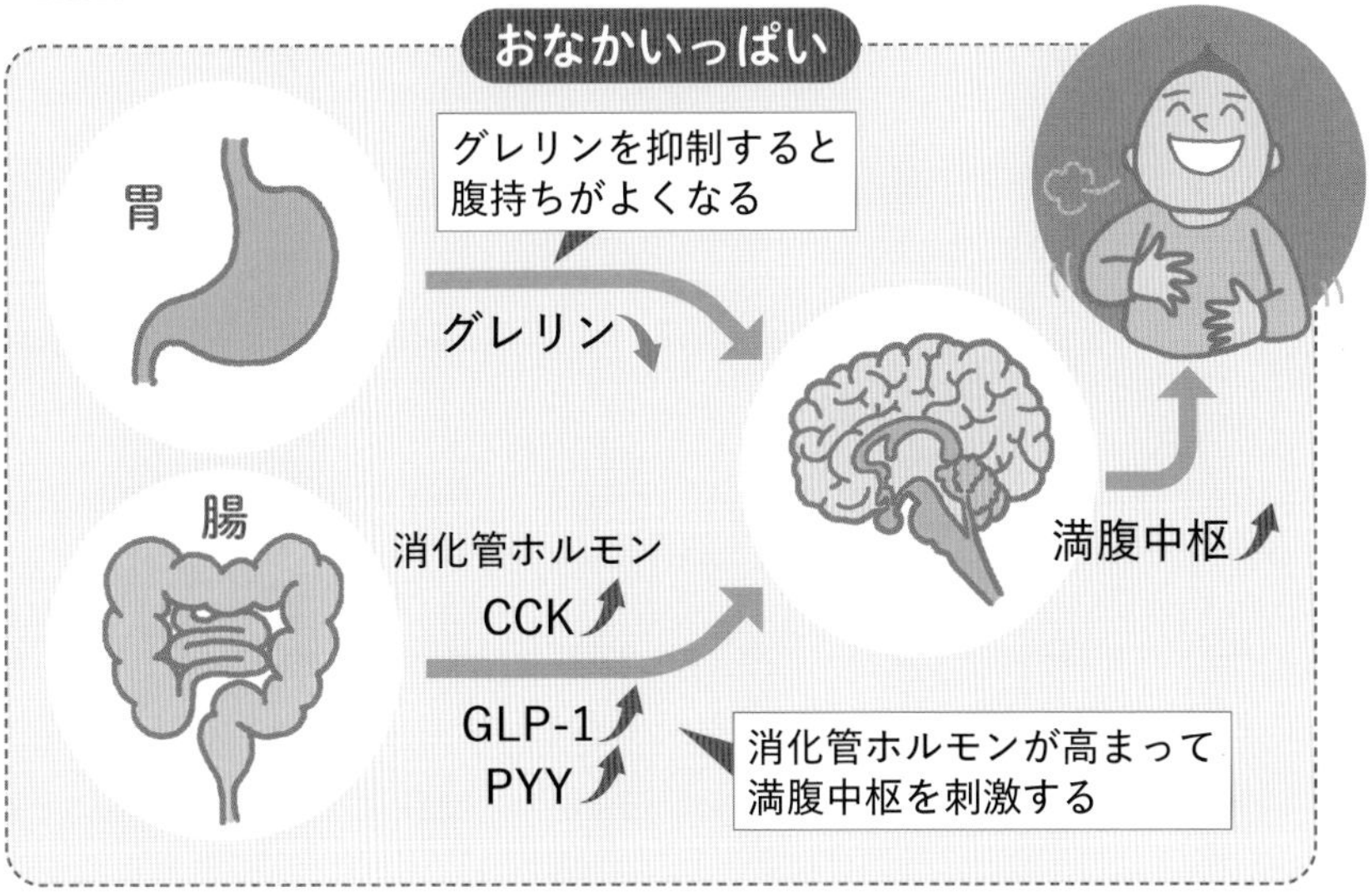

「ロカボ」で血糖値が下がった、ヘモグロビンA1cも下がった～ロカボ実践者～

「5カ月でヘモグロビンA1cが危険値を脱出」　山本智さん（仮名）男性48歳

学生の頃にラグビーをしていたとあって、がっちりした体形の山本さんが、私の診察室を訪れたのは、２０２３年2月のことでした。

山本さんは、前年に糖尿病と診断されても治療せずに放置していたため、来られたときの**ヘモグロビンA1cは9・8%**という高い数値。かなり危険な状態に近づいていました。

早速、ロカボを実践。大柄な体格の山本さんは、「ご飯を半膳にするところから始めましょう」という言葉に悲しそうな顔をしていましたが、なんとか糖質を減らすことに成功したようで、**5カ月後には6・8%まで下げる**ことができました。正常値の6・0%までもう少しです。

「数年間変わらなかった数値が5カ月で改善」

伊藤孝明さん（仮名） 男性52歳

2015年頃から健診で血糖異常を指摘されていたという伊藤さんが、診察室を訪れたのは、2023年1月でした。来院動機は「糖質制限を学ぶため」。来院されたときの**ヘモグロビンA1cは9・9%**でしたから、少し焦っていたようです。

伊藤さんは、私の「ロカボは量を意識すれば糖質を摂ってもいいですからね」という言葉に半信半疑だったそうですが、その日からロカボを実践したといいます。結果は、**5カ月後に7・5%**まで下げることができました。

ここ数年、9%台で推移していた伊藤さんは、その効果に驚いていました。

「糖尿病の治療薬よりロカボ⁉」

長谷川陽子さん（仮名） 女性70歳

長谷川さんは2020年頃から糖尿病の治療薬を飲み始めましたが、体に合わず断念。しかし、そのままでは糖尿病が悪化すると、かかりつけ医に諭《さと》され、私の外来を訪れました。2023年1月のことです。

長谷川さんの食事を確認すると、量は少なめでしたが、パスタやうどん、そばなどササッと食べられる料理が多く、糖質に偏った食事でした。たんぱく質も脂（油）も摂れていません。

「脂（油）ってそんなに摂って大丈夫ですか？」と言いながら、少しずつロカボに切り替えたところ、**6カ月で、ヘモグロビンA1cの数値が8・1％から7・0％にま**で改善しました。長谷川さんの食卓には、肉が並ぶことが増えたといいます。

「ロカボで食生活がモノクロからカラーに」

松本弘さん（仮名）男性46歳

私の患者さんではありませんが、ロカボ効果に驚いているのが松本さんです。

新聞記者である松本さんは、2023年の5月、私のインタビュー記事の担当になったのがきっかけでロカボを知ることになったといいます。

私は、松本さんの食生活を聞いたときに絶句しました。

松本さんが糖尿病と診断されたのは20代後半です。最初は、糖尿病の食事療法としてカロリー制限をしていたそうですが、新聞記者という仕事柄、食事が不規則になり、やがて糖尿病を発症する前の食事に戻ってしまいます。

そして、10年が経過した頃、松本さんの体に異変が起きました。3カ月で体重が40kgも増えたのです。さすがにまずいと思ったため**病院へ行くと、診断されたのは「腎《じん》不全」。人工透析を行っても余命10年もない**と言われたといいます。

結局、松本さんはお母さんから腎臓を提供してもらい腎移植をすることになりました。私に会ったのは、それから3年が経った頃でした。

松本さんは、その3年間の食事について、次のように語ってくれました。

「担当の医師から指導されたのは、カロリー制限食。**血糖値が上がるのがとても怖かったので、毎食、キャベツと鶏のむね肉をゆでたものをお酢やレモン汁で食べていました。本当に楽しくない食事**です。それでも、ヘモグロビンA1cは5・6%という基準値を維持できていたので、続けるしかなかったというのが正直なところです」

あまりにつまらない食事だったため、奥さんにつくってもらわず、自分でつくっていたといいます。あまりにもひどい食事を聞いて、思わず私は「ちゃんと食べないと体がもちませんよ」と、ロカボのやり方を説明しました。「**食べていいの？**」**というのが、松本さんのロカボの第一印象**だったといいます。

取材を終えて帰ったその日、松本さんは、ハンバーグ、キャベツ1人分、白いご飯を少々、最後にアイスクリームを少し食べたそうです。そのときの感動をあとからこんなふうに話してくれました。

「食べた瞬間、それまでモノクロだった食生活が、色鮮やかなカラーになりました。**ロカボを始めることで不安だったヘモグロビンA1cの数値が上がることもなく、5％台の前半で保てるようになりました。これまでのカロリー制限は何だったんだろ**うと思ってしまいましたね。ロカボを知るのが遅すぎました」

松本さんは**ロカボを始められて数カ月ですが、6年ぶりに家族で外食へ出かけたり、焼肉を食べたりしたそうです。**ロカボで血糖コントロールができると、充実した食生活が送れることを改めて喜んでいました。

第2章

安心して食べられる血糖値が上がらない食べ物

脂質、たんぱく質、食物繊維は血糖値上昇にブレーキをかける！

血糖値が上がる食べ物は、糖質をたくさん含んでいる食べ物です。逆に、血糖値が上がらない食べ物は、糖質をたくさん含まないもの。

要するに、**ロカボなら、糖質さえ控えれば、なんでも食べられる**ということです。特にロカボでおすすめするのが、脂質、たんぱく質、食物繊維という栄養素を含んでいる食べ物です。

この3つの栄養素がおすすめなのは、摂ると血糖値の上昇にブレーキをかけてくれるからです。

脂質とたんぱく質を摂ると、消化管からインクレチン*というホルモンが分泌《ぶんぴつ》されます。脂質を摂るとGIP、たんぱく質を摂るとGLP-1というホルモンです。

＊インクレチン：小腸から分泌されるインスリン分泌を促すホルモン群の総称。具体的には小腸上部のK細胞から分泌されるGIPと下部のL細胞から分泌されるGLP-1の2種類のインクレチンが存在している。

インクレチンにはインスリンの分泌を早める働きがあるため、**糖質より先に脂質やたんぱく質を摂ると、血液に流れ込んでくる糖質を準備万端で迎えられる**ことになります。

つまり、血液の中の糖質がどんどん細胞に取り込まれて、血糖値が上がりづらくなるということです。

このインクレチンのメカニズムを模倣してつくられたのが、世界的に話題となっている「やせる薬」です。その効果はしっかり証明されています。

食物繊維は消化されないまま腸に届き、腸内細菌の作用で発酵し、短鎖脂肪酸という物質をつくり出します。

この短鎖脂肪酸の作用で、血糖値の上昇にブレーキをかけます。

それでは、食事が楽しくなる脂質、たんぱく質、食物繊維。具体的にどんなものを食べるといいのでしょうか？　どんなものが食べられるのでしょうか？　次の項から紹介していくことにしましょう。

お財布にやさしくてたんぱく質が摂れる食べ物はありますか？

ロカボを始めようと考えている人から必ず聞かれることは、「ロカボってお金がかかりませんか？」。

たしかに、主食のお米を減らして、おかずを増やすとなると、食費がかかりそうな気がします。

お金がかかるイメージを持たれるのは、もしかすると、ロカボは健康志向の食事だから、ふつうのスーパーマーケットに並んでいるような食材ではダメだと思っているのかもしれませんね。

最初に言っておきますが、**ロカボの食べ物選びは、血糖値が上がるか下がるかが基準**。もっと簡単に言えば、糖質がたくさん含まれているかどうか。それだけです。簡単に手に入らないようなものを食べるわけではありません。

それだと、ずっと続けることはできませんからね。

それでは、お財布にやさしいたんぱく質が摂れる食べ物とは？

ずばり、**「スーパーで特売している肉、魚」**です。

健康的な食材のイメージがある脂身の少ない赤身の肉を選ばなくてもかまいませんし、鶏のささみにこだわることもありません。マグロだって赤身を選ぶこともありません。

肉類は動物種や部位にこだわらず、魚も脂がのっているかどうかを気にすることなく、その日の特売の肉、魚を選びましょう。いつもの特売より安い価格設定だったら、2倍買って冷凍庫に保存しておくのもいいでしょう。冷凍庫から取り出せば、いつでも良質のたんぱく質が摂れます。

もちろん、牛肉や高級魚はセールといっても高い場合があります。そのときは、いつもお得な価格設定になっている、**「豚のこま切れ」**や**「鶏のむね肉」**などを選ぶのもいいと思います。

お財布にやさしくて食物繊維が摂れる食べ物はありますか?

食物繊維を多く含み、糖質が少ない食べ物となると、**野菜類、きのこ類、海藻類**。どれも希少な種類を選ばなければ、比較的リーズナブルな価格で手に入ります。ただし、野菜類は天候によって価格が変動しやすいので、店頭での価格を見ながらメニューに取り入れるといいでしょう。

また、**旬《しゅん》の野菜は栄養価が高く、流通量が多いため、スーパーでの目玉商品になる**ことがよくあります。そういう商品を見つけたときは、積極的に食べるようにしましょう。

お財布にやさしくて食物繊維が摂れる食べ物のおすすめは? と聞かれたら、真っ先にあげるのは、「**もやし**」です。

もやしは栄養がないなんていわれることもありますが、食物繊維はもちろんのこと、ビタミンC、ビタミンB_1、B_2、カリウムなどが豊富に含まれています。

そして、もやしの魅力は、なんといっても安いことです。だいたい100gあたり数十円で販売されています。しかも、季節を問わず、いつでも簡単に手に入るのもうれしいポイントです。

もやしと並んで栄養豊富でコスパがよい「豆苗」も、おすすめです。


食物繊維だけでなく、たんぱく質も一緒に摂れて、さらにお財布にやさしい食べ物として紹介したいのが、「おから」や「納豆」などの大豆製品です。

たんぱく質を評価する指標にアミノ酸スコアというものがあります。100に近ければ近いほど良質なたんぱく質とされますが、アミノ酸スコア100に並ぶのは、肉類、魚、卵、牛乳など、ほとんどが動物性たんぱく質です。

そのなかにあって、**大豆は植物性たんぱく質では異例のアミノ酸スコア100とされています。**

つまり、おからや納豆は、食物繊維とたんぱく質を同時にしっかり摂れる、貴重な食べ物なのです。

冷凍野菜や缶詰の野菜だと栄養価を期待できないでしょうか?

ロカボを楽しむためにおすすめしたいのが、「**冷凍野菜**」と「**缶詰の野菜**」です。

野菜は食物繊維を摂るために積極的に食べてほしい食べ物ですが、天候に左右されて、流通量が少なかったり、価格が高かったりして、食べたいときに食べられないことがあります。

そんなときに頼りになるのが、冷凍野菜や缶詰の野菜です。**冷凍野菜や缶詰の野菜なら一年中いつでも手に入るし、価格も安定しています。**保存も効くため、買い置きしておくこともできます。

気になるのは、生の野菜と比べたときの栄養価だと思います。

まず、冷凍野菜は、ビタミンCやB群などの水溶性ビタミンは若干減りますが、食物繊維やミネラルなどの栄養素は、ほとんど損なわれないといわれています。

缶詰の野菜は冷凍野菜より栄養素が失われますが、それでも栄養価は高いといわれています。

冷凍や缶詰の野菜の栄養価が高いのは、野菜の栄養価がもっとも高くなる旬《しゅん》の時期に収穫されて加工されるからです。

生野菜の栄養価は季節によって変動するため、旬でないときなら、冷凍や缶詰の野菜のほうがしっかり栄養を摂れるかもしれません。

野菜の栄養価の通年変化

（可食部100gあたり）

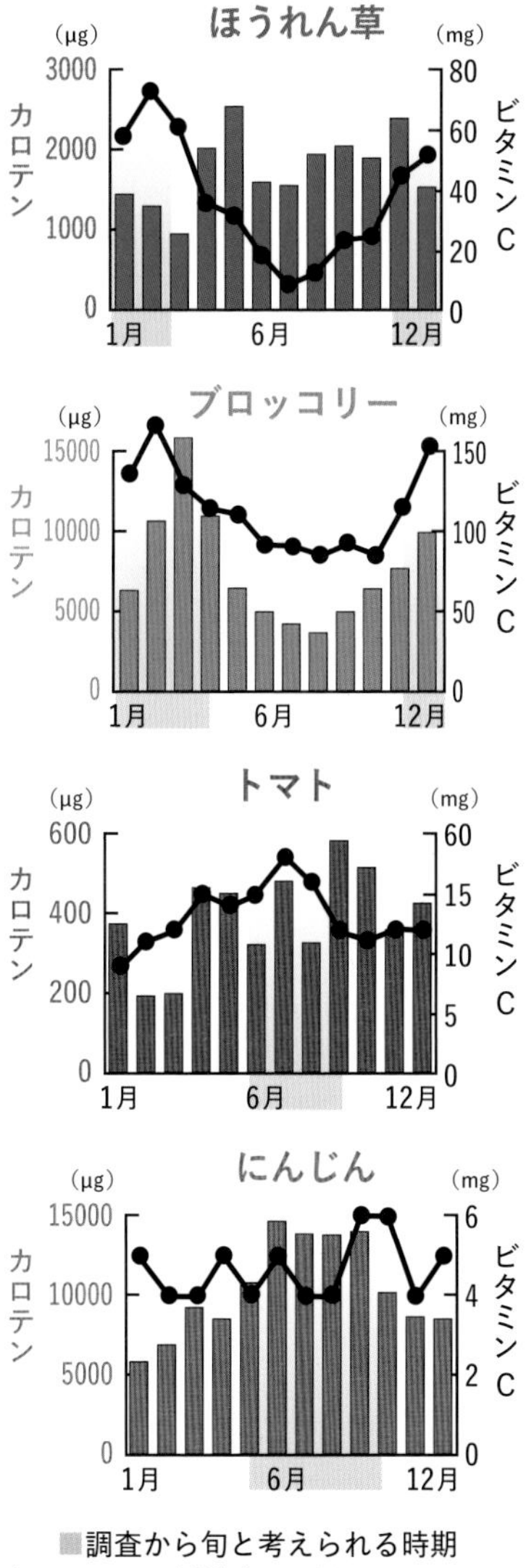

棒グラフ：カロテン、折れ線グラフ：ビタミンC
※出典：女子栄養大学生物有機化学研究室調べ

根菜類は控えめにしたほうがいいですか？

食物繊維が豊富な野菜ですが、気をつけたほうがいい野菜もあります。

それは、さつまいも、さといも、じゃがいも、とうもろこし、れんこん、にんじんなどの根菜類です。果菜に分類されるかぼちゃも要注意です。

理由は簡単。糖質を多く含む野菜だからです。

野菜のなかには、白米ご飯やパンと同じように、主食として食べられているものがあります。

たとえば、イギリスやフィンランド、オランダなどはじゃがいも、南アフリカや東アフリカなどは、とうもろこしを主食にしています。主食としているのは、糖質がたくさん摂れるからです。


しかし、糖質が高いからといって、根菜を食べてはいけないわけではありません。

ロカボのルールは、１食の糖質が20〜40ｇです。

ポテトサラダやスイートポテトなどのように、じゃがいもやさつまいもをメインに使った料理だと糖質オーバーですが、サラダの一部とか、煮物のひとつとか、みそ汁の具とかで食べる分には、全く問題ありません。

根菜のなかには、「大根」や「かぶ」などのように糖質が少なめの食べ物もあります。ルール内で根菜を食べる工夫をするのも、ロカボの楽しみ方です。

糖質が多い野菜、低い野菜

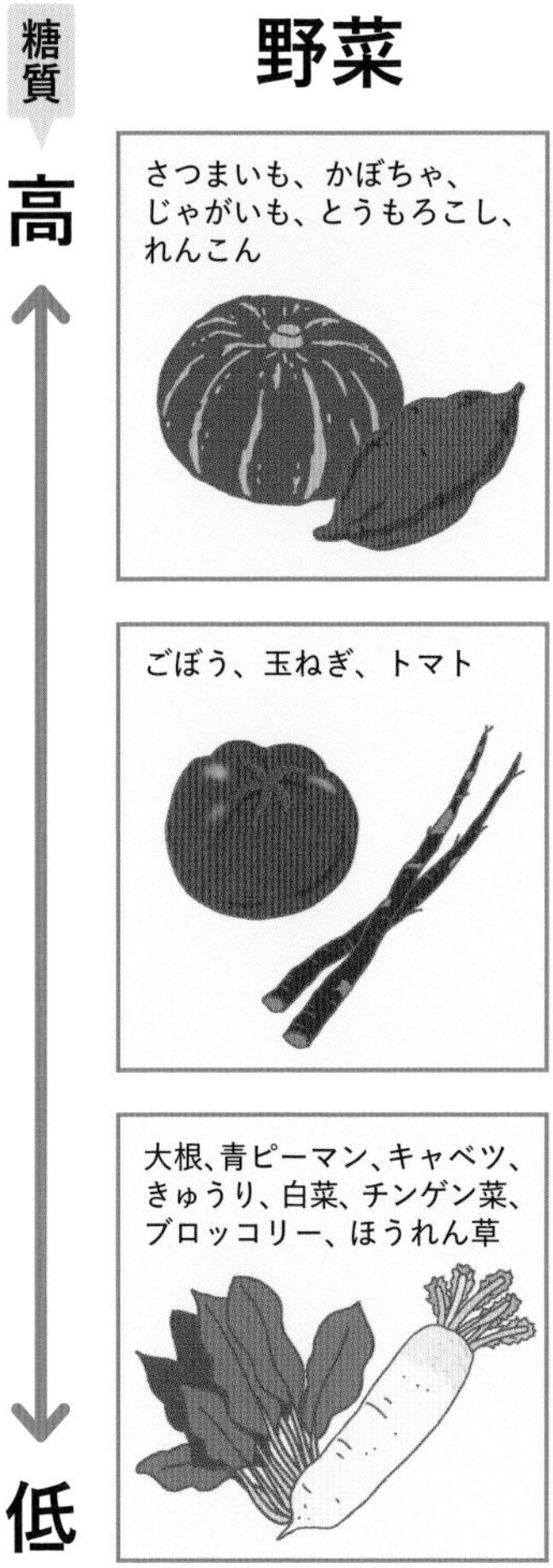
野菜
糖質
高
さつまいも、かぼちゃ、じゃがいも、とうもろこし、れんこん
ごぼう、玉ねぎ、トマト
大根、青ピーマン、キャベツ、きゅうり、白菜、チンゲン菜、ブロッコリー、ほうれん草
低

食べても罪悪感がない脂質ってありますか？

みなさん、どうしても脂質を摂ることに罪悪感があるようですね。第1章で解説したように、脂質を控えてもいいことなど何もありません。積極的に摂るようにしてください。それだけで、食べられるもののバリエーションがぐんと増えます。

たとえば、豚肉なら**「豚バラ」「豚ロース」**、牛肉なら**「カルビ」**、鶏肉なら**「鶏手羽」「鶏もも」**。脂身を気にして控えていたり、なかには脂身の部分をわざわざ取り除いて食べたりしていたかもしれませんが、遠慮なく食べてください。

たっぷり使うとなんとなく不健康なイメージがある**「マヨネーズ」**も、いろいろなものにかけて食べてかまいません。いいえ、それどころか積極的に摂取してください。

脂（油）は、基本的になんでもOKなのが、ロカボのルールです。

脂質を摂るときの注意点、**控えるべき油脂は2つ**です。

1つは、トランス脂肪酸といわれる人工的な油は避けてください。

トランス脂肪酸とは、液体の油を人工的に固形化するときにできる油で、マーガリンやショートニング、インスタント食品などに含まれています。

アメリカでは、２０１８年6月から、トランス脂肪酸の食品添加の使用を原則禁止にしています。

ただし、日本の大手油脂メーカーがつくるマーガリンは、トランス脂肪酸がかなり低減されているといいます。

もう1つは、古い油は使わないようにしてください。

油は古くなって酸化すると、胸やけ・吐き気などの原因になるような物質を含みがちです。

ヘルシーなイメージのあるえごま油や亜麻仁油は酸化しやすい油なので、健康的だからと安心せず、購入したらできるだけ早く使いきるようにしましょう。

食べても罪悪感がないデザートってありますか？

砂糖やはちみつなどの甘いものが摂れなくなると、甘いものすべてを食べられなくなると思っている方もいるでしょうね。

たしかに、あんこたっぷりの大福やどら焼き、ようかん、ショートケーキなどは、ロカボのルールの「間食の糖質10ｇ」という目安を軽くオーバーしてしまいます。大福はこぶりなものでも、1個で糖質を50ｇくらい含んでいることがあります。

それでは、ロカボでは甘くておいしいデザートは食べられないのでしょうか？

甘いものを食べたいなら、「人工甘味料」を使った食べ物にしましょう。

人工甘味料とは、食品に甘みをつけるために化学合成によってつくられた調味料（添加物）です。人工とか、化学合成などと聞くと、体に悪いイメージがありますが、**糖質そのものの砂糖と比べると、断然、血糖値を上げない添加物です。**

日本でよく使われている甘味料のひとつに、エリスリトールがあります（自然界にも存在し、人工甘味料ではなく糖アルコールに分類されている）。

エリスリトールは、摂ってもそのまま尿で排泄《はいせつ》されるため、エネルギーとして使われることもなければ、血糖値が上がることもありません。欧米では、摂取量の上限を設定する必要のない安全な食品として分類されています。

人工甘味料のなかでは、アスパルテームやアセスルファムカリウムは摂取量の上限を設定されていますが、ふだんの生活では摂れる量ではありません。1日に缶ジュースにして15～25本分[*30]の量なんて、とても無理です。

人工甘味料に対するイメージも、「脂（油）は太る」と同じです。悪いイメージがひとり歩きしているだけなのです。

デザートや間食を楽しみたいなら、おすすめのひとつは、**「ハイカカオチョコレー**

ト」。

チョコレートそのものは糖質が低いわけではありませんが、カカオの割合が多くなるほど糖質は少なくなります。

目安はカカオ70％以上。ナッツ類が入っている商品なら、さらに糖質量が減るので量を食べられます。

意外に盲点となっているのが、乳製品の「**チーズ**」「**ヨーグルト**」「**生クリーム**」などです。ヨーグルトは健康食品のイメージがあると思いますが、生クリームは高カロリーで控えている人が多いかもしれませんね。

生クリームに甘いイメージがあるのは、砂糖を加えたものを食べることが多いからだと思います。生クリームそのものに含まれる糖質量は、１００ｇで３・１ｇしかありません。

私は、人工甘味料でつくったコーヒーゼリーに、生クリームをたっぷりのせて食べることがあります。ロカボでは全く問題ないデザートです。

主食をかさまししても血糖値が上がりにくい食材はありますか？

ロカボを始めるときに不安になるのが、主食を控えられるかどうかだと思います。

日本人の糖質の平均摂取量は、１日約３００g。

ロカボは、１日１３０g。

半分以下に減らすのですから、数字だけ見ると不安になるのも仕方がありません。

しかも、３００gは平均値ですから、いつもおかわりしていたような人は３００gを軽く超えます。茶碗の中に半分しか入っていないご飯を見たら、続ける自信がなくなるかもしれませんね。


そういう方におすすめしたいのが、主食のかさましです。

茶碗に入っている量が、ロカボを始める前と見た目で変わらなければ、主食をたっぷり摂った気分になれると思います。

かさましのための材料は、もちろん糖質の少ない食べ物です。

おすすめは、**「カリフラワー」「ブロッコリー」「大根」「きのこ類」「豆腐」「おから」**などです。

炊き上がったご飯に、細かく刻んだカリフラワーやブロッコリー、おからなどを混ぜ込んでもいいですし、きのこ類や豆腐をお米と一緒に炊飯器に入れて炊き込みご飯にするのもいいでしょう。

きのこ類や大根を千切りにしてパスタと一緒に炒めたり、おそばに入れたりすれば、麺類のかさましにもなります。

主食をたっぷり食べていた人がロカボを続けるには、まずは主食が少なくても、おかずでおなかいっぱいになれることを体で確認することです。

「なんだ、ご飯は茶碗半膳でいいんだ」「麺も半分でいいんだ」ということがわかるようになると、意識が、「次はなにを食べてみようか」に向かうようになります。

その上で、主食のかさましの工夫もできるようになると鬼に金棒です。

血糖値が上がらない食べ物でロカボを実践していけば血糖値がみるみる下がっていく

ロカボは、糖質を控えて、血糖値が上がらない食べ物でおなかをいっぱいにする食べ方です。控えるのは糖質だけですから、それほど難しく考えることなくできると思います。

○○制限食というと、食べられないものが増えて食事が楽しくなくなるイメージがありますが、ロカボに限っていえば、食べてはいけないものはありません。糖質も、全く食べないわけではないですからね。

糖質量をコントロールしておなかいっぱい食べる。

それが、ロカボです。

それでも、ルールに沿って続けていると、高かった血糖値がみるみる下がっていきます。そして、正常値内で安定するようになります。

糖質が多い食品、少ない食品

	糖質が多く、使用に注意を要する食品	糖質が少ない食品
穀類	米（ご飯、かゆ、もち）、小麦（パン類、麺類、小麦粉、餃子の皮、ピザ生地等）	−
芋類	さつまいも、じゃがいも、春雨、やまいも、くず	こんにゃく
豆類	小豆、いんげん豆、えんどう豆、そら豆、ひよこ豆、レンズ豆	大豆、大豆製品（豆腐、湯葉など）、枝豆
種実類	銀杏、栗	アーモンド、杏仁、カシューナッツ、くるみ、けし、ごま、ピスタチオ、ピーナッツ、マカダミアナッツ
野菜類	かぼちゃ、とうもろこし、れんこん、くわい、ゆりね	アーティチョーク、あさつき、オクラ、かぶ、カリフラワー、キャベツ、きゅうり、ごぼう、小松菜、しそ、ずいき、ぜんまい、大根、たけのこ、玉ねぎ、チコリ、チンゲン菜、つくし、とうがらし、トマト、なす、にがうり、ニラ、にんじん、ねぎ、白菜、バジル、パプリカ、ビーツ、ピーマン、ふき、ブロッコリー、ほうれん草、もやし、レタス、わけぎ
果実類	右以外（いちご、みかん、りんごなど）、ドライフルーツ	アボカド、オリーブ、ココナッツ
きのこ類	−	すべてOK
藻類	−	すべてOK
魚介類	−	すべてOK
肉類	−	すべてOK
卵類	−	すべてOK
乳類	コンデンスミルク	左以外はOK
油脂類	−	すべてOK

第3章

実は血糖値を上げてしまう要注意の食べ物&飲み物

とんかつもお好み焼きも、焼肉も、ソースやたれが要注意！

第2章では血糖値を上げない食べ物を紹介しましたが、この章では、盲点になりがちな血糖値を上げる食べ物や、大丈夫だと勘違いしている食べ物を紹介していくことにしましょう。

最初の見落としがちな糖質は、とんかつにたっぷりかけてしまうソース、そして、お好み焼きや焼肉のたれです。

とんかつは油を使って揚《あ》げているからよくないとか、ロースかつよりひれかつを食べたほうがいいとか、健康志向の方が話すことがありますが、**血糖値にとって危ないのは、とんかつそのものではなく、とんかつソースです。**

とんかつソースは、ウスターソースや中濃ソースにケチャップ、砂糖、みりんなど

を加えています。お店に置いてあるソースは、さらにオリジナルの素材を調合しておいしい（≒甘い）とんかつソースをつくっています。

糖質が多めのウスターソースや中濃ソースに、さらに糖質がのっかっているのが、とんかつソース。おいしいからといって、かければかけるほど糖質を摂ってしまうことになります。

私は、とんかつを食べるときは塩とレモンかおろしポン酢で食べるようにしています。

お好み焼きや焼肉のたれも、中濃ソースにケチャップや砂糖などを加えるため、糖質は多め。

お好み焼きを食べるときは、控えめにするのはマヨネーズではなく、たれです。代わりにマヨネーズはたっぷりかけても問題ありません。焼肉のときは、カルビにするか、もも肉にするかで悩むより、たれを控えめにつけて食べることです。とんかつと同じように、塩で食べるのもおいしいですよ。

揚げるよりも、炒めるよりも、問題なのは衣やとろみ

脂（油）には気をつけても、糖質は見落としがちなのが私たちです。「脂（油）は太る」と刷り込まれてきたので、そういう思考になるのも仕方がありません。しかし、ロカボを始めるからには、注意するのは脂質より糖質です。

前項で、とんかつの話をしましたが、とんかつでもうひとつ気をつけたいことがあります。それは「衣」です。

とんかつに限らず、エビフライやアジフライといった天ぷらなどの揚げ物で分厚い衣を見ることがありますが、**衣が厚ければ厚いほど、糖質を摂っていることになります。というのは、衣の材料は「小麦粉」だからです。**

ここで「米粉をブレンドしていますから」「代わりに米粉を使っていますから」と

健康志向をアピールする方もいますが、米粉も立派に血糖値を上げる食べ物。ロカボ的には要注意食材です。

衣と同じように見落としがちなのが、炒め物の最後のアレンジとして多用される「とろみ」です。

とろみには、具材が冷めにくくなる、具に汁がよくからむようになるなどのメリットがあるのはわかりますが、とろみの材料となることが多い「片栗粉」に問題あり。でんぷんたっぷりの片栗粉は、残念ながら、血糖値を上げる食べ物です。

油を使って揚げたり、炒めたりする料理は、ロカボとしては脂質をしっかり摂れる、おすすめの調理方法です。余計な衣やとろみをつけなければ、血糖値を下げるメニューになります。

私は、お酒のおつまみに、カリカリに揚げた豚の脂身を食べることがよくあります。これもロカボの食べ方。血糖値が上がることはありません。

調味料に入っている糖質を忘れていませんか？

ロカボを実践するときに、ついつい見落としがちなのが、調味料に含まれる糖質です。主食をルール内の糖質量に抑えても、調味料でオーバーすると、思い通りの効果を得られなくなります。

調味料のなかで、なんといっても使う量に注意したいのが砂糖です。砂糖は、ほぼ糖質100%。5g使えば、約5gの糖質を摂ることになります。料理をする方ならわかると思いますが、砂糖はいろいろな料理に使われる調味料です。上白糖で大さじ1杯約9g、小さじ1杯約3g。使ったときは、その分、主食の量を控える必要があります。

ここで注意したいのは、黒糖や三温糖、きび砂糖、てんさい糖など、体にいいといわれる砂糖です。

これらの糖質量は、白い砂糖とほとんど差はありません。白い砂糖ではないから大丈夫と量を気にせずに使っていると、1食分の糖質量を軽くオーバーしてしまいます。甘さを加えるためだけなら、先ほど紹介した人工甘味料を使うほうが、血糖値が上がらない食事になります。みりんもほぼ糖質ばかりですので要注意です。

糖質ほぼ100％の砂糖やそれに準ずるみりんほどではなくても、白みそ、ウスターソース、ケチャップなどは糖質を多く含む調味料です。とんかつソースや焼肉のたれが危ないのがよくわかりますね。

また、○○酢のような、食材にかけて炒めるだけでかんたんに料理ができる調味料も要注意です。糖質多めの調味料が含まれていることがよくあります。お酢についても商品ごとに糖質量がかなり異なります。必ず栄養成分表示をご確認ください。

これまでに出てきたもの以外の調味料に気を使い過ぎる必要はありませんが、オリーブ油やごま油、無塩バター、卵が原料となるマヨネーズなどをふんだんに使えば、そもそも糖質を気にせずに料理をつくれます。

大さじ1（15g）あたりの糖質量

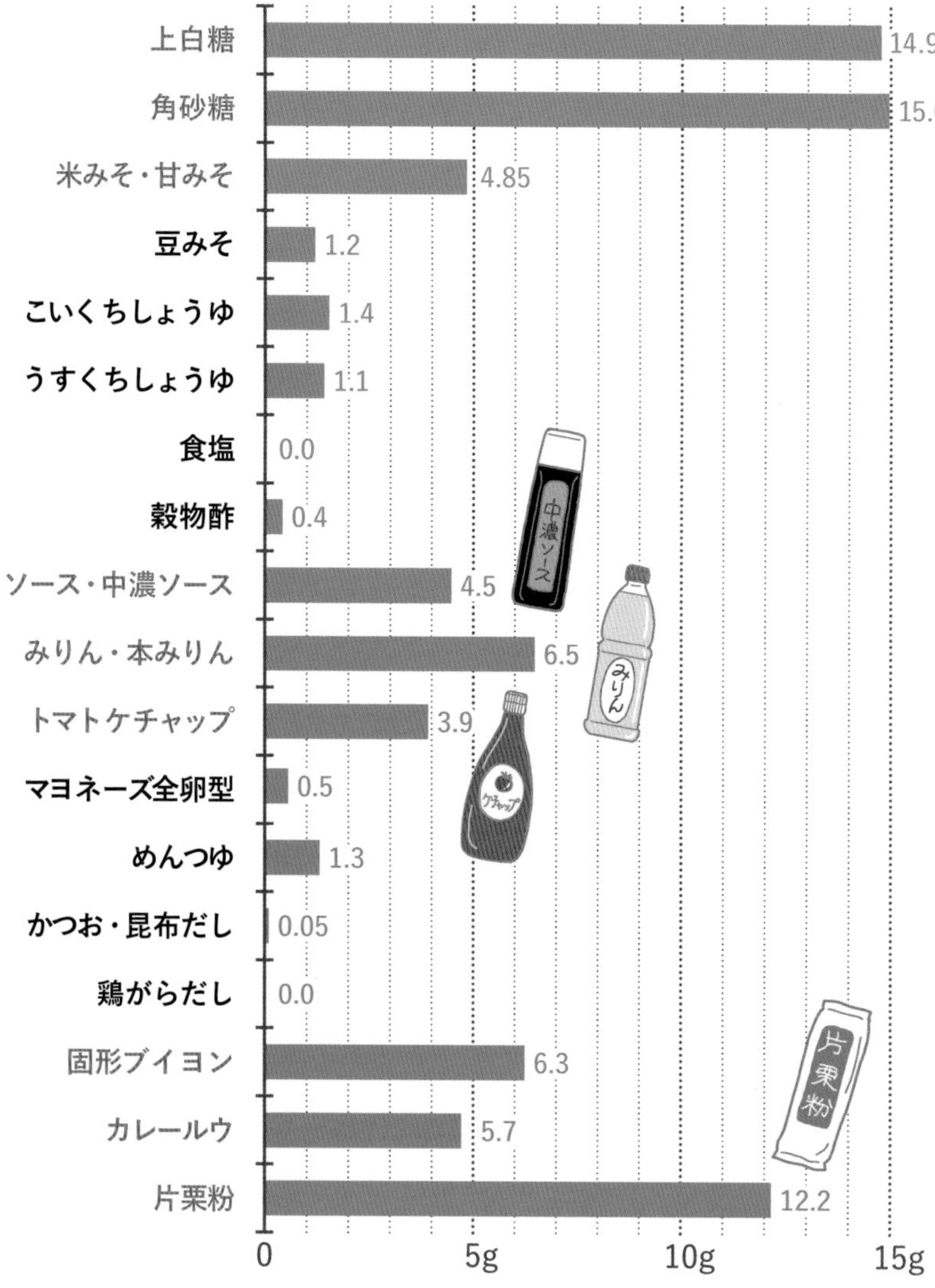
上白糖 14.9
角砂糖 15.0
米みそ・甘みそ 4.85
豆みそ 1.2
こいくちしょうゆ 1.4
うすくちしょうゆ 1.1
食塩 0.0
穀物酢 0.4
ソース・中濃ソース 4.5
みりん・本みりん 6.5
トマトケチャップ 3.9
マヨネーズ全卵型 0.5
めんつゆ 1.3
かつお・昆布だし 0.05
鶏がらだし 0.0
固形ブイヨン 6.3
カレールウ 5.7
片栗粉 12.2
0
5g
10g
15g
中濃ソース
みりん
ケチャップ
片栗粉

黒い食べ物は安心だと思っていませんか？

健康にいいといわれる食べ物でも、ロカボでは注意したほうがいい食べ物があります。というのは、糖質がたくさん含まれる食べ物もあるからです。

それが、玄米やそば、ライ麦パンや全粒粉パンなどのいわゆる「黒い食べ物」に分類される穀類です。黒い食べ物には、黒ごまや黒豆、海苔やワカメといった海藻類などもありますが、黒い穀類には要注意です。

黒い食べ物に対して、精製された白米や白いパンなどは「白い食べ物」といわれます。黒と白は、精製されたものか、未精製のものかの違いだと思ってください。もとは同じものなのに、黒いほうが体にいいといわれるのは、食物繊維やミネラルなどが白い食べ物より豊富に含まれているからです。

しかし、黒くても白くても、含まれる糖質量はほとんど変わりません。

茶碗1杯150gの糖質量は、白米約55g、玄米約51g。ライ麦パンにいたっては、白い食パンより糖質が多く含まれることもあります。

たしかに、食物繊維が多く含まれる黒い食べ物には、血糖値の上昇をゆるやかにする効果があります。そこに注目したのが、低GI食という食事法です。

GIとは、グライセミック・インデックスの略で、食品に含まれている炭水化物がどれだけ血糖値を上げるかを、ブドウ糖を100として相対的に表現した数値です。数値が低いほど、食後の血糖値の上昇はゆるやかになります。

ただし、これは糖質をたくさん摂ったときに差が出てくるもので、実際、**摂取する糖質量が少なければ、高GIであっても低GIであっても食後血糖値への影響には大きな差異はなかった**というデータがあります[*31]。

つまり、**ロカボのルールを守っていれば、黒くても白くても血糖値は下がる**ということです。逆に、黒いから大丈夫だとたくさん摂れば、血糖値は上がってしまうということです。

「ヘルシーだから安心」だと思っていませんか？

健康志向が高まるとともに、ヘルシーといわれるさまざまな食べ物が注目されています。メディアを通して伝えられると納得させられてしまうところもありますが、含まれている成分をよく見ると糖質が多い食べ物もあります。

たとえば、「**オートミール**」。

オートミールとは、燕麦《えんばく》（オーツ麦）を加工して食べやすくしたもので、いわゆる黒い食べ物のひとつです。低カロリーで、豊富な食物繊維が血糖値の上昇をゆるやかにしてくれるという人もいます。

その効果は小麦と比較する限りにおいてウソではありませんが、**ロカボの視点でとらえるとオートミールはご飯やパンと同じ主食で糖質が多く、血糖値を上げる食べ物**です。量を考えずに食べると、血糖値が上がってしまいます。

「ドライフルーツ」も、危ない食べ物です。

豊富な栄養素を含んでいる果物を、水分を蒸発させて乾燥させたのがドライフルーツ。ふだん捨てるような皮や種まで食べられるため、有効成分をもれなく摂れるメリットがあります。

しかし、果物は、そもそも糖質が多く含まれる食べ物です。

最近は、甘さを売りにする果物が増えてきていて、よりたくさんの糖質が含まれています。それをギュッと詰め込んで小さくしたのがドライフルーツですから、気をつけていないとすぐに糖質オーバーになってしまいます。

ヘルシー食品として話題になっている「干し芋」も、ドライフルーツと同じです。気をつけたい野菜のなかでも、特に糖質が多いのが「さつまいも」です。美容にいいからとパクパク食べていると、やはり血糖値を上げる原因になります。

「ヘルシー」を鵜呑みにせず、糖質量をしっかりチェックするようにしましょう。

健康にいいというキーワードにだまされるな！

健康食品といわれるものには、健康になりたい人の心をくすぐるキーワードが商品名に並びます。思わず手を伸ばしたくなりますが、気をつけてほしい食べ物や飲み物もあります。

たとえば、「低脂肪〇〇」。

「脂（油）は体に悪い」と思い込んでいる人たちには、「低脂肪」というキーワードは魅力的です。

しかし、第1章や第2章で紹介したように、脂質を控えていいことなど何もありません。それどころか、**脂質を摂らないと、血糖値の上昇を抑えるブレーキを外すことになります。**

つまり、**低脂肪食品を摂ると、本来のフルに脂肪の入った商品を摂る場合に比較し**

て、**血糖値が上がりやすい状態をつくる**のです。

「飲む○○」も、要注意。

飲む○○は、体のなかに摂り込みやすくするために液状にしたものです。栄養素は変わらないような気もしますが、たとえば**ヨーグルトの場合、飲むヨーグルトになると糖質量が2倍以上になる**こともあります。

これは、飲むヨーグルトには砂糖が多く含まれているからです（無糖以外）。しかも、飲み物のほうが固形タイプより摂りやすく、早食い（早飲み）になるため、実際は、固形タイプよりも血糖値の上昇が急峻《きゅうしゅん》できつくなります。

また、**「調整豆乳」**のように、「健康にいいのはわかっているけれど味が苦手だから飲めない」という人のために、飲みやすくした飲み物があります。調整○○と称される飲み物は、たしかに飲みやすいですが、砂糖が入っていることがよくあります。

飲みやすさ＝糖質が入っているかも？　という視点を持つようにしてください。

ロカボの相談を受けていると、「無添加だから安心ですよね」「１００％なら飲んでもいいですよね」という話を聞くことがあります。

健康志向の方には、「無添加」「１００％」などのキーワードは魅力的ですが、なんの食材を使っているか、どんな成分が含まれているかがポイントです。

果汁１００％と表記されていても、もとの果物に糖質がたくさん含まれていれば血糖値を上げることになるし、無添加の野菜ジュースといっても果物がたくさん使われていれば、やはり血糖値を上げます。

「微糖だから大丈夫ですよね」と確認されたことがありましたが、微糖はすでに砂糖が含まれていることを表記している商品です。微糖なら無糖を選ぶほうが、血糖値には安心です。

世の中には、政府が健康にいいと認めた飲み物や食べ物がありますが、どんなに**メリットのある物質が含まれていても、血糖値が上がった段階で、ほぼ完全にそのメリットが失われる**ことを覚えておいてください。健康にいいといわれる食べ物や飲み物でも、成分表を見て、糖質量を確認してから活用することをおすすめします。

大豆、えだまめ以外の豆類は要注意！

食物繊維を摂る食べ物としておすすめの豆類ですが、実は、豆類には糖質が多い種類もあるので気をつけてください。

豆類で糖質が少ないのは、大豆とえだまめくらい（実は、えだまめも大豆です）。それ以外の、ひよこ豆、えんどう豆、いんげん豆、そら豆、小豆（あずき）などは、糖質が多いと思ってください。煮物やサラダの具材のひとつとして使う分には問題ありませんが、単品で食べたり、料理のメインで使ったりするときは注意しましょう。

ロカボを続けていても血糖値がなかなか下がらないときは、自分の食事をちょっと見直してみてください。気づかないところで、糖質を多めに摂っているはずです。**イメージ先行で「この食べ物は大丈夫」だと早合点しないようにしましょう。**

第4章

ひと工夫で毎日の食事が楽しくなる血糖値が下がる食べ方

主食がある日もお酒は楽しめる、主食がない日はもっと楽しめる

この章では、ロカボがもっと楽しくなる食べ方を紹介していくことにしましょう。ロカボは、お酒が好きな人にも実践しやすい食事法です。なぜかというと、**アルコールOK**[*32]だからです。

もちろん飲み過ぎはいけませんが、飲み方を工夫すれば、血糖値を下げるためにお酒をがまんしなければいけないということはありません。

私の患者さんにも飲み会で忙しい営業マンの方が少なくありませんが、ロカボの食事を意識しておつまみやおかずを工夫することで、お酒の量を減らすことなく血糖値や中性脂肪、肝臓機能の数値の改善に成功された方がいます。

そもそも、**焼酎《しょうちゅう》やウイスキー、ジン、ウオッカなどの蒸留酒は基本、糖質0ですし、ワインは糖質を含みますが微量なので、血糖値が上がらない飲み物と**いえます。

糖質が多いといわれる日本酒でも1合に含まれる糖質量は8~9g、ビールも1缶（350mL）あたり11g程度で、白米ご飯お茶碗1杯（150g）の糖質量53・4gと比べると、たいした量ではありません。

要するに、**主食で糖質を摂る日でもお酒を飲めますが、主食で糖質を摂らない日ならもっとお酒が飲める**ということです。

さらにお酒好きに朗報ですが、**アルコールには食後の血糖値上昇にブレーキをかける効果がある**といわれています。

まだはっきりと解明されていませんが、お酒が血糖値に与える作用には、肝臓の働きが関係していると考えられています。

血液の中に流れ込んだブドウ糖は各細胞にエネルギー源として供給されるだけでなく、余ったら筋肉や脂肪細胞、そして肝臓に蓄えられます。

しかし、実は肝臓は、糖を蓄える臓器というよりも、糖を放出する臓器です。

糖を蓄えるのは、長期にわたって食事が摂れないときに責任をもって肝臓から糖を

蒸留酒なら何でもOK。ワインも低糖質！

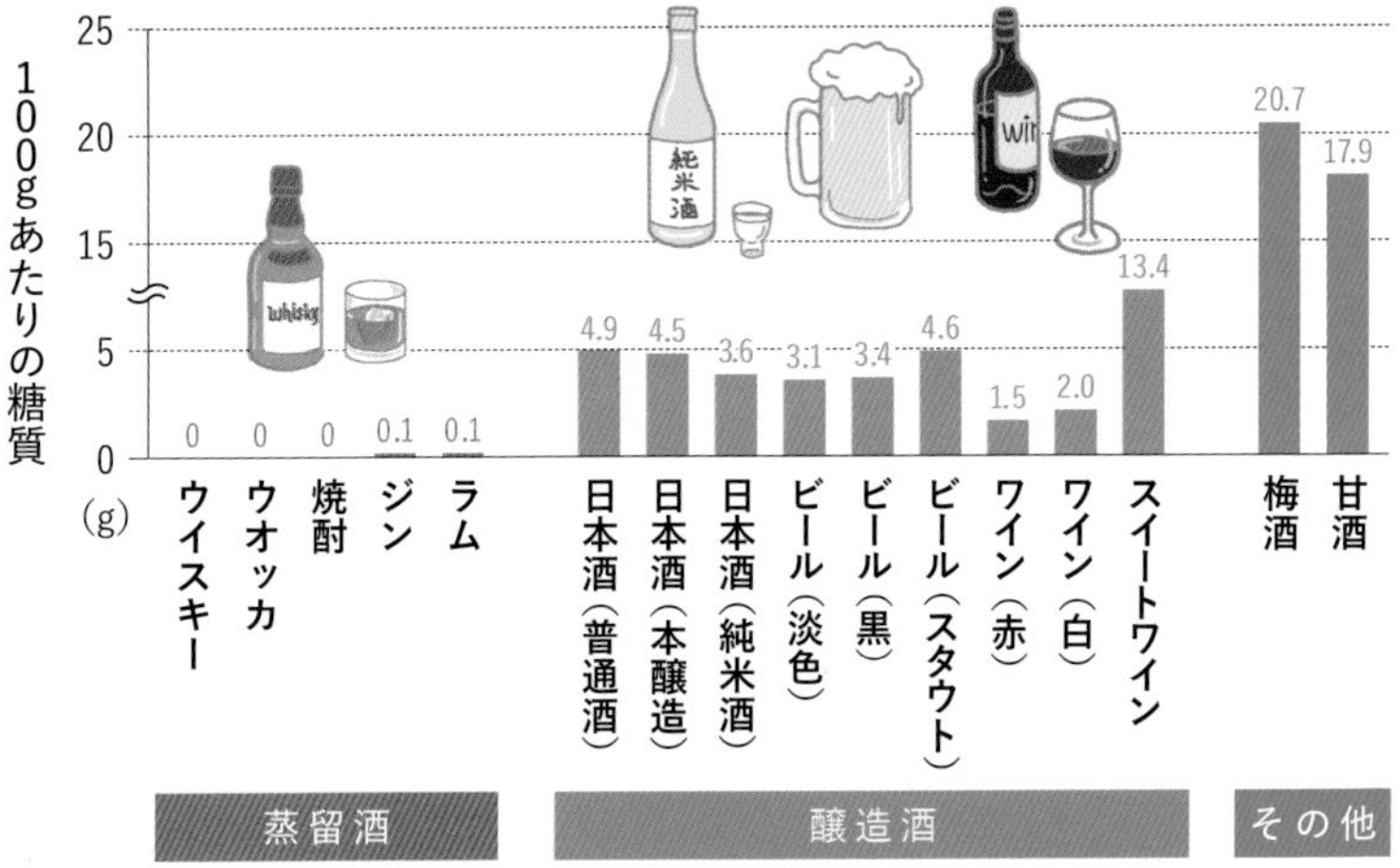

※出典：日本食品標準成分表 2020 年版（八訂）より作成

放出するためで、基本的には、24時間、血液中に糖を放出し続けるのが肝臓なのです。この肝臓の働きがあるから、私たちは食事を摂らない時間帯でも動き続けたり、物事をしっかりと考えることができるのです。

アルコールは、インスリンの力を使わずに、肝臓の糖の放出にブレーキをかけることができるのだろうと示唆されています。

つまり、お酒を飲むと肝臓からの糖の放出が止まり、一時的に血液中の糖の量を少な目にすることで、血糖値の上昇を抑制してくれるのではないかと考えられているのです。

主食がないときは、フルーツをたっぷり楽しめる

みなさんが好きな果物は、血糖値を上げる食べ物です。

スーパーに並んでいる果物に「糖度○度」というＰＯＰがついているのを見たことがありませんか？

糖度とは、果実１００ｇの中に糖質が何ｇ含まれているかを表しています。数字が多ければ、それだけ多くの糖質が含まれているということです。さらに問題なのは、この糖質に果糖（フルクトース）が含まれていることです。

果糖は、砂糖（ブドウ糖と果糖が同じ比率）やでんぷん（ブドウ糖のかたまり）よりも、太りやすさでは危険な糖質といわれています。

果糖は肝臓で10～20％がブドウ糖に変換され、それ以外のほとんどは果糖のまま肝臓に取り込まれるとされます。そして、果糖として処理しきれないと中性脂肪に換え

られます。多量に食べると脂肪肝や脂質異常症につながるのです。[*33] また、脂肪肝があるとインスリンの働きを弱めて血糖値を悪化させる一因にもなります。[*34]

こんなことをいうと、「もう大好きなフルーツを食べられないの？」とショックを受ける人もいるかもしれませんね。しかし、安心してください。

ロカボなら工夫しだいで果物も食べられます。

主食からおかず、デザートまでしっかり食べることができるロカボでは、1日3食とは別に、デザートや間食で糖質を10gまで摂っていいことになっています。また、**主食を抜けば、その分の糖質を果物で摂ることもできます。**

たとえば、私は桃が好物なので、食事で1個丸ごと食べることがあります。ただし、そのときは主食のご飯を完全に抜くようにしています。

つまり、**ご飯やパンを食べないときに果物を食べるようにすれば、大好きな果物をがまんせず、血糖値を下げる食生活を楽しむことができる**のです。

ロカボは食べる筋トレ！

第1章で紹介したように、もっとたくさんたんぱく質を摂ったほうがいいのが日本人です。**たんぱく質を摂ると、血糖値の上昇にブレーキをかけてくれるだけでなく、毎食しっかり摂ると「食べる筋肉トレーニング（筋トレ）」になります。**

筋トレには、バーベルを上げたり、スポーツジムでマシンを使ったりなど、ハードなトレーニングのイメージがあります。運動習慣がない人は、ウオーキングやジョギングなどの有酸素運動よりもはるかにハードルが高いと思っているでしょうね。

でも、**筋肉は、食べるだけでも量を増やせます。**

筋肉は、筋トレで筋肉に刺激を与えなくても、たんぱく質を摂ると「筋肉をつくりなさい」というスイッチが入ります。逆に、たんぱく質を摂らないとスイッチが入らないため、筋肉は衰える一方になります。

つまり、たんぱく質を摂り続けていれば、筋トレのような力強い筋肉はつくれなくても、筋肉量を維持していくことはできるのです。そもそも、どんなにハードな筋トレをしても、筋肉の材料となるたんぱく質が不足していると、一時的に筋力がついたとしても、あっという間にもとに戻ります。

この**筋肉合成のスイッチを入れるのに必要なたんぱく質の量が、1食、若者は約10g（お肉なら50g）、高齢者は約20g（お肉なら100g）**といわれています。[*35] 毎食これくらいの量のたんぱく質を摂っていると、食べるだけで筋肉をつくれます。[*36]

理想は、1日に体重1kgあたり1・6g。

筋肉合成の速度は、たんぱく質摂取量が多いほど速くなるのですが、その速度の増加が頭打ちになるのが体重1kgあたり1・6gのたんぱく質摂取です。[*37、38] 体重60kgの人なら96g。3食で割ると、32gです。この量が摂れていると、筋肉がもっとも効率よくつくられます。

つまり、**食べる筋トレのポイントは、毎食欠かさずたんぱく質を摂るということ。**

ボディビルダーが午前10時と午後3時にゆでたまごなどでたんぱく質を補給するの

は、筋肉をつくり続けるためでもあるのです。

最近よく、「高齢者でも肉を食べなさい」といわれるのは、高齢の方のたんぱく質が不足すると、寝たきり生活へのリスクが高くなるからです。

たんぱく質が足りないと、筋肉量が落ち、筋力も低下するだけでなく、骨密度も、骨質も悪くなりがちです。そうなると、ちょっと転んだだけで骨折して長期入院ということも考えられます。

筋力が衰えて体を動かすのが面倒になってくると家から出ないことが多くなり、さらに筋力が低下するだけでなく、人とのコミュニケーションや社会との接点が少なくなって脳への刺激が減り、認知症につながることも考えられます。

体が動いているうちは、「自分は大丈夫だから」と思いがちですが、たんぱく質が不足する食事を続けていると、誰にでも起こり得ることです。

毎食欠かさず、たんぱく質を摂ることは、血糖値が下がるだけでなく、健康で長生きするための習慣でもあるのです。

運動していても血糖値が下がらない理由

定期的にスポーツジムに通っている方の話を聞くと、ランニングマシンをこいだり、ゆるいダンスを踊ったり、合計1時間くらいの有酸素運動をしているようです。

それなりの効果はあると思いますが、問題は運動しているときや休憩のときに摂っている食べ物や飲み物です。

体を動かす前にバナナを食べたり、運動しているときにスポーツドリンクを飲んだり……。

本人たちは、運動で消費する分のエネルギーを補充していると思っていますが、**ロカボのルールに従って食事しているなら、追加補充は不要です。1時間くらいのランニングなら糖質を補充しなくても、エネルギーは十分に足ります。**その分は、すでに体のなかに蓄えられています。

つまり、追加で糖質を摂ると、血糖値を上げたり、太ったりする原因になるだけなのです。

ここまで述べてきたように、果物には糖質がたくさん含まれています。

そして、運動のときに好んで飲んでいる**スポーツドリンクにも糖質はたくさん含まれています。**

糖質量は商品によって異なりますが、**５００㎖のペットボトル１本に25～30ｇくらいの糖質**が含まれています。ロカボのルールの１食分です。スカッとしたいからといってコーラを飲めば、５００㎖に57ｇの糖質が含まれているため、軽く糖質オーバーになります。

運動中にのどが渇いたときに水分を補給するなら、糖質が含まれていない水がいちばんです。熱中症対策の経口補水液にも糖質が含まれています。**運動中の飲み物選びは、成分表をしっかり確認してから**にしましょう。

朝食は食べるべき、ただし糖質を控えてたんぱく質と油脂をたっぷり

「糖質を控える食事なら、朝食を抜くのはどうですか？」と聞いてくる人がいます。

朝食抜きは、血糖値にはかえって逆効果です。

1日の摂取カロリーが同じでも、朝食を食べて1日3食の場合のほうが、午前中のエネルギー消費が多くなり、朝食を抜いて1日2食で食べるよりも体脂肪の蓄積量が少なくなると考えられています。

これは朝食抜きだけでなく、1日1食しか食べないという場合も同様です。

せっかく糖質量を1日130g以下に抑えても、**朝食を抜いたり、1食で130gを摂ったりするような食べ方をしていては、ロカボの効果は半減**してしまいます。1回の食事で摂取する糖質の量が多いほど、血糖値スパイクが起きやすいからです。

97ページの図を見るとわかりますが、朝食を抜いて昼食を食べたあとや、1日1食

の食事のあとには、血糖値が急上昇します。[*39] これに対して、1日3食のときの血糖値は安定していて、きれいな山型を描きます。

だから、ロカボは1日3食が基本なのです。

1日の食事回数を1回や2回に減らすのはおすすめできませんが、1日の糖質量130g以下というルールを守ったうえで、1日4食、5食と小分けにして食事の回数を増やすのは問題ありません。当然、1食の糖質量は40gより少なくなりますが、食後の血糖値を安定させる効果は期待できます。

朝食は摂るだけでなく、その食事内容にも注意してください。

朝起きたら体を目覚めさせるために、「まずは甘いものから……」という人がいますが、これは大きな間違い。

夕食から朝食までは、1日のなかでもっとも空腹時間が長くなります。その状態で血液の中にブドウ糖が流れ込むと、血糖値は一気に上がってしまうのです。

さらに**朝は、体を目覚めさせるために血糖値を上げるホルモンが分泌《ぶんぴつ》されて肝臓か**

ら糖を放出するスピードが上がり、何も食べなくても血糖値が上がるしくみ（暁現象）になっています。[*40]

つまり、食事を摂らなくても血糖値が上がるのに、いきなり糖質を摂ればさらに上がることになるのです。糖質をたくさん摂れば、血糖値は急上昇です。

血糖値が上がりやすい朝は、炭水化物（糖質）をなるべく控えて、たんぱく質や脂質をしっかり摂るようにしましょう。実は、私自身は、朝食の糖質は20ｇも摂らないようにしています。

朝食に好んで果物を食べる方もいますが、**朝の果物は「金」ではなく「禁」**。人気のスムージーも、ロカボ的にはおすすめしません。

野菜だけでつくるスムージーならダイエット効果はあるかもしれませんが、これだけでは栄養不足。飲みやすくするために果物やはちみつを入れると、糖質をたくさん摂ることになります。それよりも、**卵料理やハム、ナッツ類などを食べるほうが、断然、血糖値にやさしい朝食**になります。

ヨーグルトは、加糖された商品やフルーツ入りの商品でなければ大丈夫です。

空腹時間が長い朝食後は血糖値が急上昇しやすい

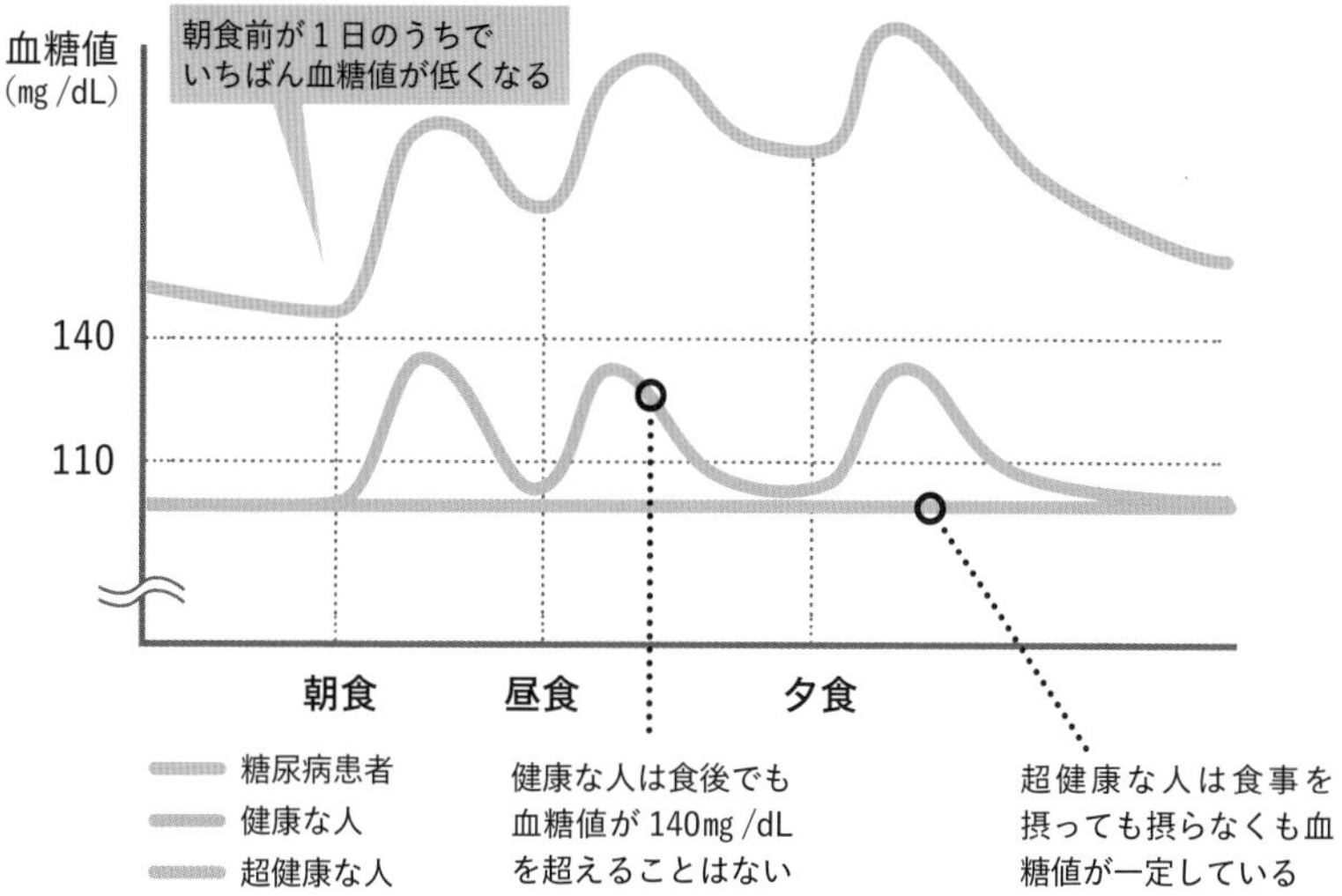
血糖値
(mg /dL)
朝食前が１日のうちで
いちばん血糖値が低くなる
140
110
朝食
昼食
夕食
糖尿病患者
健康な人
超健康な人
健康な人は食後でも
血糖値が 140mg /dL
を超えることはない
超健康な人は食事を
摂っても摂らなくも血
糖値が一定している

食事を抜けば抜くほど、血糖値は上がりやすくなる

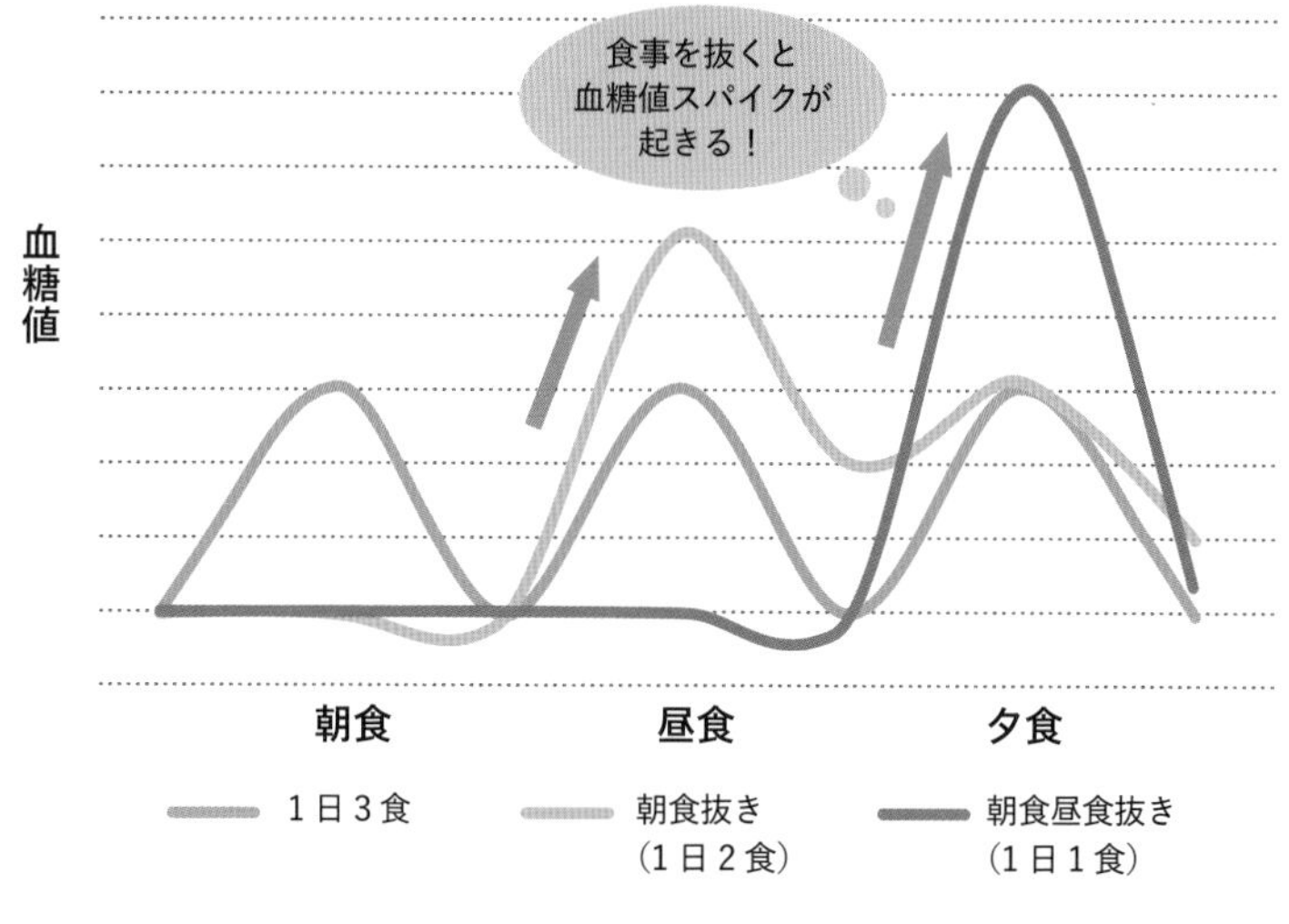
食事を抜くと
血糖値スパイクが
起きる！
血糖値
朝食
昼食
夕食
１日３食
朝食抜き
(１日２食)
朝食昼食抜き
(１日１食)

麺類が多くなりがちなランチで血糖値が上がらないようにするコツ

ロカボを実践するうえで難関なのがランチです。

お弁当をつくる習慣がある人や在宅勤務で昼食を自宅で食べられる人、それから定年退職してやはり自宅で昼食を摂れる人は、さほど難しくないと思いますが、**昼食を外で食べなければいけない人は、糖質が多めになりがち**です。

最近は、低糖質メニューを出すお店も増えてきていますが、時間が限られているなかで昼食を済ませようとすると、丼《どんぶり》物や麺《めん》類を食べることが多くなるからです。丼物や麺類の一人前は、すでにロカボのルールの上限を超えることがほとんど。といって、出てきたものを残すのは申し訳ないですからね。

まず、できることから始めましょう。

たとえば、**丼物や麺類の場合、一人前より小さいサイズがあるなら、それを食べま**

す。もちろん控えるのは糖質だけですから、ご飯だけ、麺だけを半分にできるなら、それがいいでしょう。**定食の場合なら、ご飯を半分にしてもらいましょう。**

その代わりに、脂質やたんぱく質、食物繊維が摂れるサイドメニューや小鉢を一品注文しましょう。

低糖質の丼メニューや麺メニューのあるお店を見つけられたら、それもいいですね。

このときに注意するのは、**腹八分目で終わらせないこと**です。

ロカボの基本は、おなかいっぱい食べることです。

「健康的な食事は腹八分目」といわれることもありますが、**腹八分目で終わらせると、結局おなかが空いて間食を摂ることになります。**そこでおにぎりやパンやお菓子などを食べると、血糖値を上げることになるからです。

主食を減らした分、糖質より腹持ちがいいたんぱく質や脂質を摂ればおなかが空くことはありません。**お店におなかを満たせるサイドメニューや小鉢がないときは、コンビニでからあげやサラダチキンなどを買って食べる**のはどうでしょうか？

ロカボのためのつくりおきのヒント

ロカボを楽しく続けるには、つくりおきおかずを活用するのもポイントです。忙しい毎日のなかで、毎食メニューを考えていると、ときに面倒になることもあると思います。時間がないから、ご飯にふりかけだけとか、インスタントラーメンだけとかになると、いつの間にか、もとの高糖質の食事に戻ってしまいます。

そこで、たんぱく質や脂質、食物繊維が摂れるつくりおきです。いろいろなつくりおきメニューが考えられると思いますが、私のおすすめは、「**煮卵**」です。

ゆでたまごを保存袋に入れ、めんつゆ（自家製のたれでもいいです）を注ぎ入れ、袋を閉じて冷蔵庫に1日入れておけば出来上がり。一度に5個でも10個でもつくれるので、おなかが空いたときやサイドメニューの一品として重宝します。

煮卵1個で、たんぱく質を6～7g摂ることができます。

「**鶏そぼろ**」もおすすめです。

材料（鶏ひき肉200g、酒大さじ1、しょうゆ大さじ1、合成甘味料小さじ1＊）をフライパンに全部入れて、炒めるだけ。

小分けにして冷凍保存しておけば、おかずが足りないときや急いでいるときなどに、たんぱく質をしっかり摂ることができます。

つくりおきおかずは、料理レシピサイトを検索すると、びっくりするほどのメニューが並んでいます。

メインの食材が糖質を上げないものなら、どれでもOK。もちろん、掲載されているレシピを参考に自分でアレンジするのもいいでしょう。

つくりおきおかずがあると、ロカボを簡単に実践できることに気づいていただけると思います。

＊合成甘味料の量はお好みで調整してください。

血糖値が上がらない新夜食

仕事の関係で夕食が遅くなったり、夜中におなかが空いてしまったりすることがあります。

私も、新型コロナウイルスのパンデミック前は地方で講演をしてパーティーに出席し、新幹線で遅い時間に帰宅することがよくありました。そんなときの夜食は、決まってワインにナッツとチーズでした。ロカボ的には、まったく問題ない食事です。

遅い時間になると、ささっと済ませたいので、お茶漬けだったり、買い置きのパンだったり、注意していないと糖質多めの食事になりがちです。

胃に負担をかけたくないという意識が働くのかもしれませんが、**血糖値のことを考えると、さっぱりで済ませることを考えるくらいなら、「しっかりした料理」のほうがおすすめ**です。

バターで肉を焼いて食べるのもいいですし、ボウルいっぱいの野菜にオリーブ油をたっぷりかけたり、マヨネーズをかけたりして食べるのもいいでしょう。そのほうが、血糖値が上がらない食事になります。

ただし、**翌日の朝食を食べられなくなるくらいの量は食べないように**しましょう。食べ過ぎて朝食が摂れないと、結果的に翌日の血糖値を上げることにつながるので注意してください。

しっかりした料理がいいという観点からいくと、お酒のあとの「〆《しめ》のラーメン」より、**沖縄文化ともいわれる「〆のステーキ」は理に叶っています。**

お酒の席で、〆に至るまでに糖質を全く摂っていないとは考えらないので、〆がラーメンではかなりの量の糖質になります。

もちろん、〆に至るまでにステーキを食べていてもよいのですが、少なくとも、たんぱく質と脂質がたっぷりのステーキが血糖値に悪い影響を与えることはありません。

主食は塩分で食べるのではなく、油で食べる

ロカボの食事では、塩分にも注意が必要です。**塩分そのものが血糖値を上げるわけではありませんが、塩分が多いと糖質を摂りやすくなる**と考えられているからです。

47都道府県の塩分摂取と糖質摂取の関係をみると、塩分摂取が多い県ほど糖質摂取が多いというデータもあります。また、糖尿病の人は高血圧になりやすいといわれ、糖尿病患者の40〜60％が高血圧を持っているといいます。

はっきりしたメカニズムが解明されているわけではありませんが、体の中で塩（ナトリウム）と糖（ブドウ糖）は同じ分子を用いて吸収されるメカニズムがあり、どうもお互いがお互いを求め合う作用があるようです。[*41]

糖質摂取との関係で塩分とは逆のデータになるのが脂質で、塩分摂取が多い県は脂

質の摂取が少ないというデータもあります。[*42] **日本人が油ではなく、塩分でご飯を食べることが多い**のがよくわかるデータです。

たしかに、白米ご飯に塩辛をのせると何杯でも食べられそうですね。

ロカボで推奨する食べ方は、この逆。

つまり、**オリーブ油、ごま油、バター（無塩）、マヨネーズ、ラー油、生クリームなどでの味つけ**です。

たとえば、魚の煮付け。煮汁には、たくさんの糖質と塩分が含まれます。これを、オリーブ油とにんにくで食材を煮込む「アヒージョ」にすれば、糖質はほぼカット、塩分も少なくできます。

ほうれん草のおひたしは、しょうゆの量を半分にして、代わりにごま油を使えば塩分は半分になります。冷ややっこは、しょうゆをかけなくても、ごま油やラー油で楽しめます。

油を上手に使えばおのずと糖質や塩分を制限することになり、高血圧にもいい食生活を実現できるようになります。

困ったら、とりあえず低糖質食品

カロリー制限が長続きしないのと同じように、ロカボも「糖質をがまんする」と考えると続けられなくなります。

ロカボは「糖質以外のものは自由に食べてOK」というゆるい糖質制限ですが、今まで好きなだけ食べていた白米ご飯やパン、スイーツなどをがまんしなければいけないと考えると、なかなか始められない方もいるかもしれませんね。

そんな方におすすめなのが、低糖質食品です。

低糖質食品は、通常の食品よりも糖質量が少なく設定されています。スーパーやコンビニの棚に、「糖質オフ」「糖類0」「糖質○%カット」などと書かれた商品が並べられているのを見たことがある人もいるのではないでしょうか。

最近の健康ブームで日本の食品メーカーでも開発が進み、**パンやご飯、スイーツ、**

おなかいっぱい糖質を食べたいときは低糖質食品

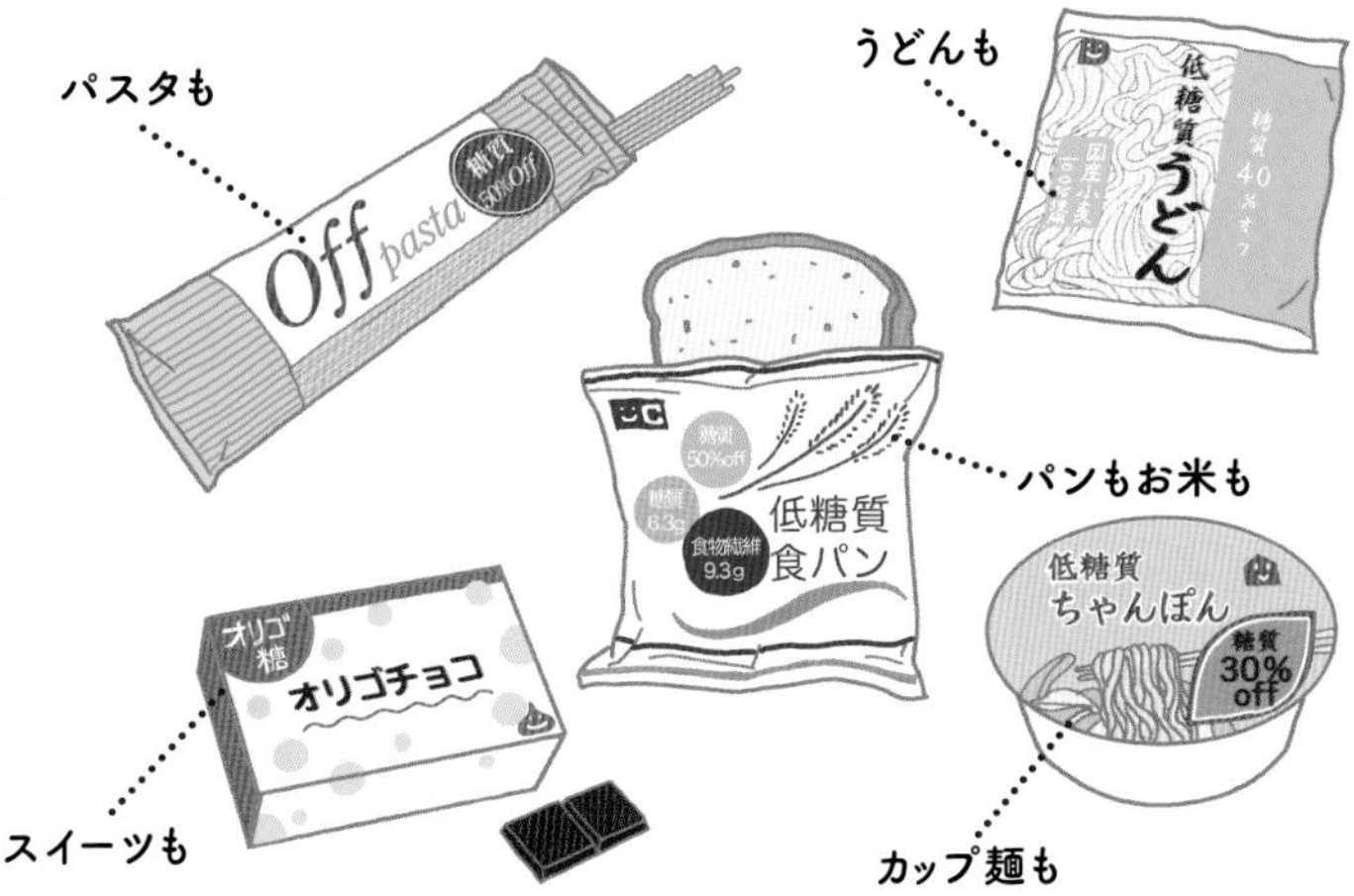

お酒、調味料など、実にバラエティ豊かな低糖質食品が続々と登場しています。

たとえば、ロカボでは麺類は通常の半分の量が基本ですが、低糖質食品のうどんやラーメン、パスタなら、これまでと同じように一人前食べても問題ありません。スイーツも低糖質のものなら気軽に食べられるし、パンやご飯も同様です。

このように、**低糖質食品を上手に利用すると、ロカボを始めるハードルがぐっと低くなります。**まずは、近所のスーパーやコンビニで低糖質食品をチェックしてみてください。食べやすいものから試してみるのはどうでしょうか。

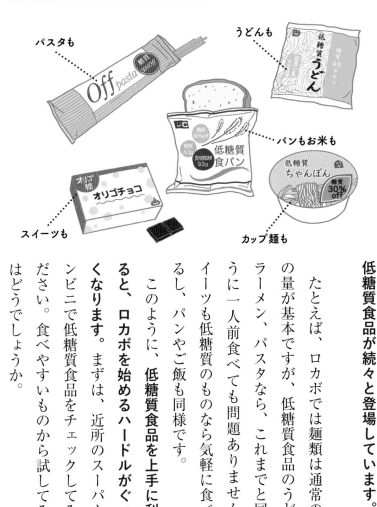

コンビニ食と外食は成分表を要チェック

「私は自炊をしていないのですが、ロカボを始められますか？」と相談を受けることがあります。

食事は、コンビニやスーパーの総菜やお弁当、たまに外食などもあると思いますが、糖質量をコントロールできれば問題ありません。

気をつけたいのは、コンビニや外食などの場合は、自宅でつくるときのように調味料などをコントロールできないところです。そのため、思っていた以上に糖質が含まれていたということはよくあります。

コンビニや外食のときは、栄養成分表で糖質量をチェックするように心がけてください（※外食のときはわからないときもあります）。

２０２０年４月から新たな食品表示制度が完全施行となり、栄養成分表示が義務化

栄養成分表示の見方

※糖質量はここをチェック。「糖質」が表記されているときは糖質量を、「炭水化物」しか表記されていない場合は炭水化物量を目安にしてください。

栄養成分表示	100g あたり
エネルギー	245kcal
たんぱく質	15.3g
脂質	10g
炭水化物	23.5g
糖質	20g
食物繊維	3.5g
食塩相当量	2.2g

原材料名　鶏肉、食塩、砂糖、衣（米粉、小麦粉、でん粉、香辛料）／トレハロース、調味料（アミノ酸）、リン酸塩（Na）、ソルビトール（一部に鶏肉・小麦・大豆含む）

※栄養成分表示の基準量。1個、1包装、100g、100ccなど内容量と異なる場合があります。糖質量を判断するときは注意してください。

※血糖値には関係ありませんが、塩分は高血圧と関連しているので、摂り過ぎに注意しましょう。

※原材料は、含まれている量が多い順番に表記されています。砂糖やブドウ糖、小麦粉などが最初のほうにあったら注意しましょう。

されました。

そのため、包装されている食品には栄養成分が必ず明記されています。

必ず表記しなければならないのは、熱量（エネルギー）、たんぱく質、脂質、炭水化物、ナトリウム（食塩相当量）。

注目するのは、炭水化物です。カロリー（＝熱量）は気にしないでください。

炭水化物は、糖質と食物繊維の量を分けて表示してくれている場合があります。

食物繊維の量が明記されていない場合は食物繊維が少ないと想定されるため、炭水化物の量がそのまま糖質量だと思っていいでしょう。

最後に糖質を摂る「カーボラスト」で血糖値はさらに安心

ロカボを楽しむ最後のアドバイスは、「カーボラスト」。

カーボラストとは、ご飯やパンといった糖質を多く含む主食を最後に食べる食べ方です。食事の最初に野菜を食べる「ベジファースト」[*43]はよく知られていますが、ロカボおすすめの食べ方は、カーボラストです。

カーボラストのすごいところは、食事の内容にかかわらず、主食の炭水化物を最後に食べるだけで食後の血糖値の上昇がゆるやかになることです。

これは、たんぱく質や脂（油）、食物繊維が血糖値の上昇にブレーキをかける働きを活用した食べ方です。

その点では、カーボラストを実践するときは、必ずしも野菜を最初に食べる（ベジファースト）必要はなく、最初に魚を食べても、肉を食べても、血糖値が上がることはありません。

つまり、**フィッシュファーストやミートファーストでも、カーボラストなら血糖値の上昇を抑える効果がある**[*44]ということです。

野菜でも肉でも魚でも、とにかくおかずをしっかり食べる。そして、最後に主食を食べる。これが、ロカボの食べ方です。

ただし、せっかくカーボラストを実践しても、残念な結果に終わることがあります。それは、早食いしたときです。

あまり早く食べ過ぎると、インスリンの分泌《ぶんぴつ》を早める働きがあるインクレチンが分泌されないうちに食事が終わってしまい、血糖値上昇のブレーキが効かないため、食後すぐに血糖値が上がってしまうことになるからです。

三角食べ（ご飯とおかずを交互に食べる）では血糖値の上昇をゆるやかにできないのは、インクレチン効果をうまく活用できないからと考えられます。[*45]

ご飯を最後に食べると血糖値は急上昇しない

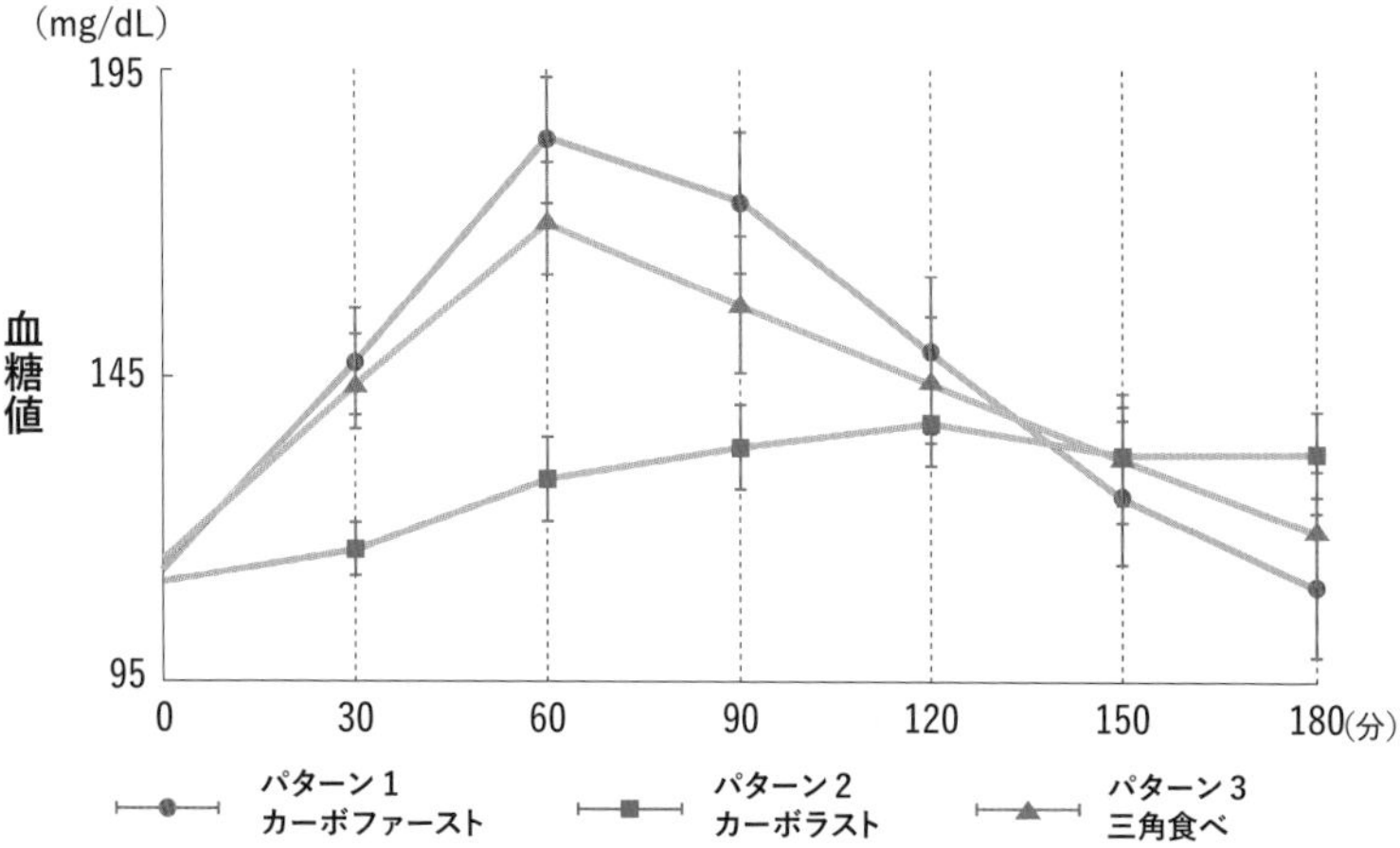

(米ニューヨーク・ウェイル・コーネル医科大学)

それでは、ご飯を食べ始めていい時間はというと、**食事を開始してから30分以降が望ましい**です。

朝食やランチタイムなど時間がないときは難しいかもしれませんが、血糖値の上昇をゆるやかにするには、最低でも20分は糖質に手をつけるまでの時間をあけたいものです。

ゆっくり食事を味わったり、お酒を飲んだり、会話を楽しんだりしていたら30分なんてあっという間、というのが理想的なお食事です。

第5章

ロカボ脳を磨こう！
料理対決！
糖質が少ないのはどっち？

隠れた糖質を見抜く力を身につけよう！

第1章から4章まで、どうしてロカボが血糖値を下げるのか、ロカボのルール、そしてロカボを実践する食べ物や食べ方について解説してきました。

ロカボは、糖質を1食20〜40gに抑えて、その代わりに脂質、たんぱく質、食物繊維などでおなかをいっぱいにする食べ方です。

ロカボを実践してしっかり効果を出すためのポイントは、糖質が含まれる食べ物を見極められるかどうか。

含まれている糖質が多いか少ないかを正しく把握できれば、ロカボを楽しみながら、血糖値をコントロールできるようになります。

最終章は、ここまでの話のおさらいです。どちらが糖質量が少ないと思いますか？

間違ってもいいのでチャレンジしてみてください。

糖質が少ないのはどっち？

問題①

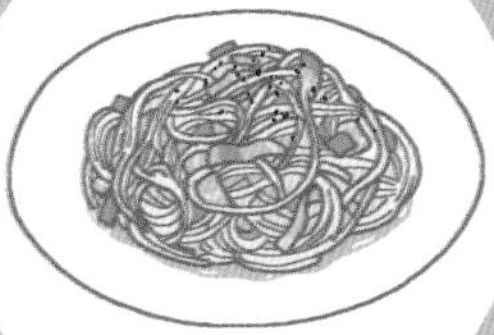

カルボナーラ

VS

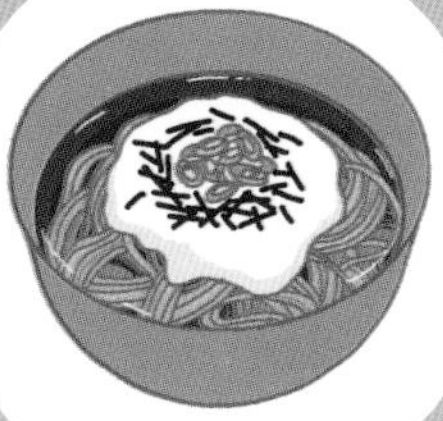

とろろそば

問題②

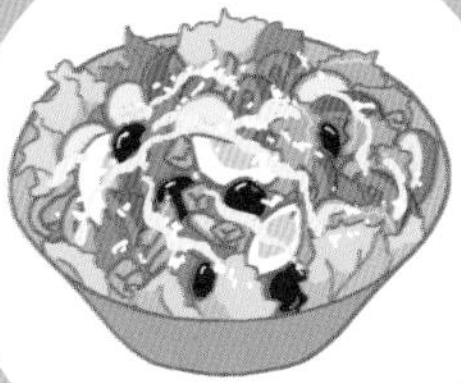

シーザーサラダ

VS

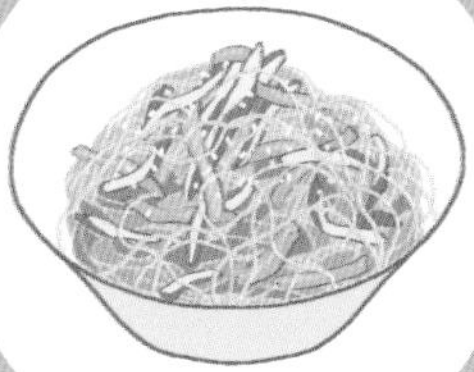

春雨サラダ

問題③

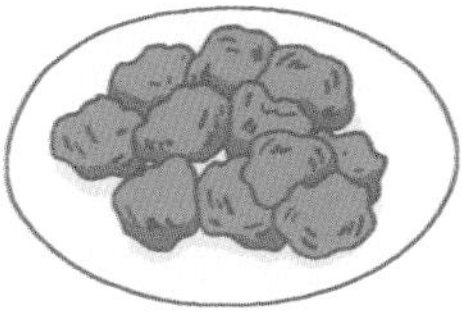

からあげ

VS

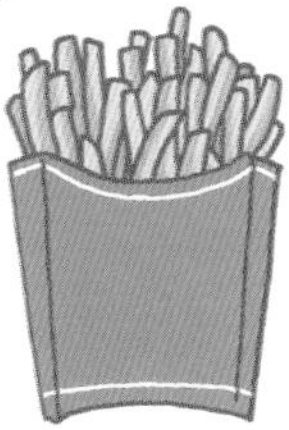

フライドポテト

問題①の答え　糖質が少ないのは　カルボナーラ

※麺に含まれる糖質量が同一と仮定した場合

パスタも、そばも、糖質が多い食品です。ポイントは、麺の上に何がのっているか。カルボナーラには、**ベーコン、卵、生クリーム、牛乳。いずれも血糖値を上げない（上げにくい）食べ物**です。

一方、とろろそばにのっているのは、すりおろした**長いも。いも類のなかでは糖質が少なめとはいえ、血糖値を上げる食べ物**です。また、たんぱく質や油脂といったカルボナーラには伴っている血糖上昇のブレーキ役がありません。とろろそばのほうが健康的なイメージがありますが、血糖値を上げやすいのは、とろろそばです。

Point　食材の糖質：長いも（とろろそば）　12.9 g（100 g あたり）

問題②の答え　糖質が少ないのは　シーザーサラダ

マヨネーズがたっぷりかかったシーザーサラダのほうが危ないように見えますが、**マヨネーズは、ロカボのおすすめ調味料**。和風ドレッシングやごまドレッシングも悪くありませんが、糖質が多い商品もあります。**血糖値を上げたくないならマヨネーズです。**

一方、春雨サラダの問題は、春雨です。春雨はヘルシーなような気がしますが、原料は、さつまいもやじゃがいも、とうもろこしなどから取れたでんぷんです。つまり、糖質がたっぷり含まれるのが春雨なのです。

Point　食材の糖質：ゆで春雨（春雨サラダ）　19.1 g（100 g あたり）

問題③の答え　糖質が少ないのは　からあげ

ここまで読み進めていただいた方には、簡単な問題だったかもしれませんね。「からあげは血糖値を上げない食べ物」として、数カ所登場していたと思います。鶏肉を揚げる。ロカボ的には 100 点の食べ物です。

一方、**フライドポテトは、揚げるのは OK ですが、材料となっているポテトに問題あり。じゃがいもは、野菜のなかでは糖質の高いいも類に属する**からです。サイドメニューで少量ならいいですが、食べ過ぎに注意です。

Point　食材の糖質：じゃがいも（フライドポテト）　16.3 g（100 g あたり）

糖質が少ないのはどっち？

問題④

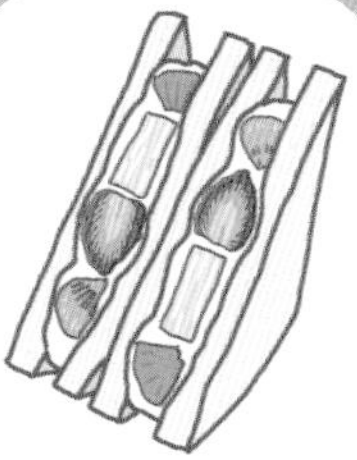

フルーツサンド

VS

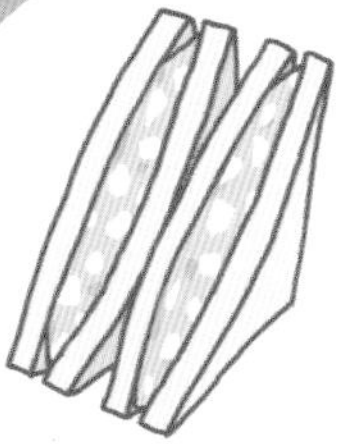

たまごサンド

問題⑤

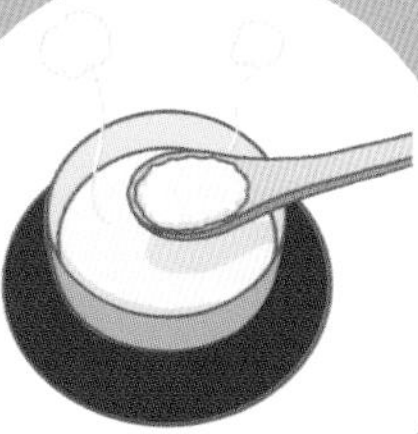

甘酒

VS

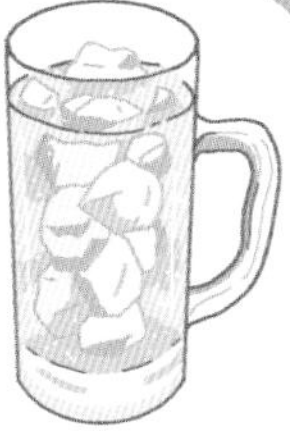

ハイボール

問題⑥

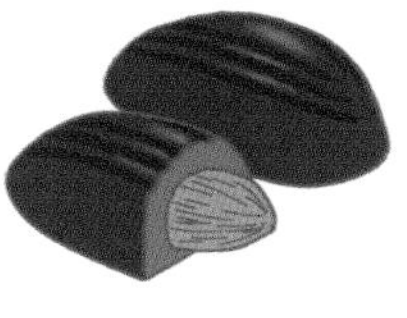

アーモンドチョコ

VS

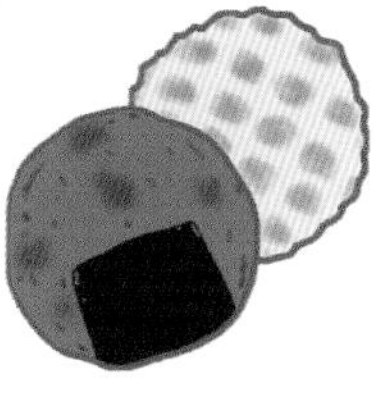

せんべい

問題④の答え　糖質が少ないのは　たまごサンド

ポイントは、パンに何をはさんでいるか。たまごサンドの具材は卵で、血糖値を上げない食べ物です。マヨネーズを使っていれば、たんぱく質に加えて脂質も摂れます。

一方、フルーツサンドの具材は、糖質たっぷりの果物。フルーツサンドには、血糖値を下げる食べ物はほとんどありません。味付けに使われる生クリームくらいではないでしょうか。しかし、これも加糖されたホイップクリームにされていることがほとんどで、やはり要注意です。

また、たまごサンドと同じ食材を食べるにしても順番こそが重要という方もいます。

Point　食材の糖質:ホイップクリーム　12.8 g(100 gあたり)　いちご　2.2 g(30 gあたり)

問題⑤の答え　糖質が少ないのは　ハイボール

ロカボはお酒も楽しめる食べ方ですが、特に糖質を含まないウイスキー、焼酎、ジンなどの蒸留酒は主食がある日も楽しめるお酒です。ハイボールの材料となるウイスキーも、炭酸水も糖質0なので血糖値を上げることはありません。

一方、甘酒は要注意。なぜなら、甘酒はお米からつくられ、完全に発酵しきってはいないからです。甘酒は健康やダイエットにいいといわれますが、血糖値を上げるお酒です。ロカボを続けているとやせることもできるので、甘酒を楽しみたい方はトータルの糖質量を意識しながらデザートの感覚で。

Point　食材の糖質：甘酒　17.9 g（100 gあたり）

問題⑥の答え　糖質が少ないのは　アーモンドチョコ

甘そうなアーモンドチョコのほうが血糖値を上げそうですね。アーモンドチョコは、チョコレートのカカオの含有量次第。70%以上なら問題ありませんが、少なめの場合は、食べる量（糖質量）に気をつけたほうがいいでしょう。

一方、せんべいは、甘くなくても、血糖値には危ない食べ物。せんべいはでんぷんが多く含まれているため（ほとんどでんぷんでできているため）、100 g中、なんと70～80 gの糖質を含んでいます。甘くないからと食べていると、どんどん血糖値を上げることになります。

Point　食材の糖質：しょうゆせんべい1枚　8.7 g（22 gあたり）

糖質が少ないのはどっち？

問題⑦

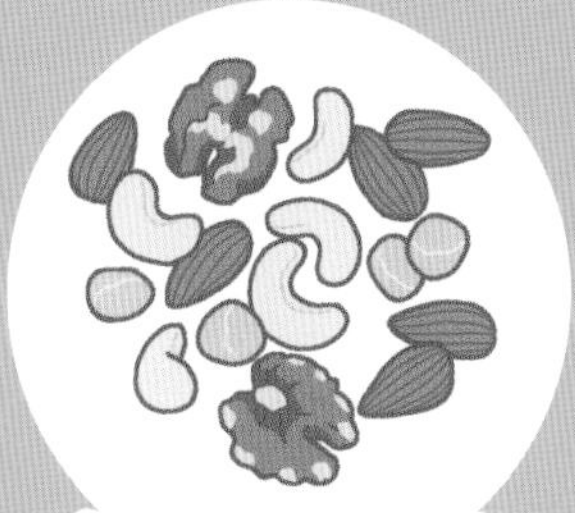

ミックスナッツ

VS

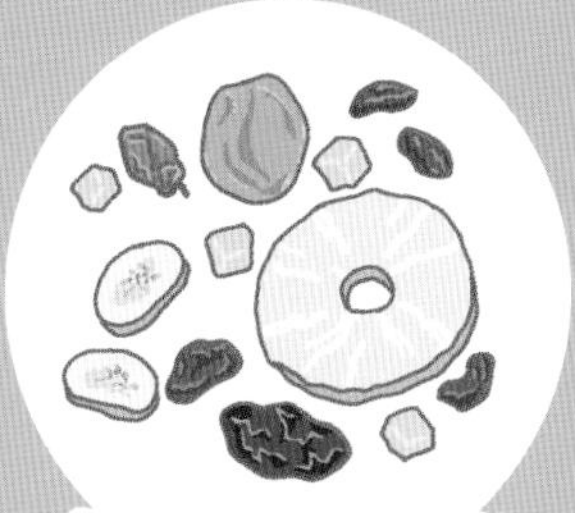

ドライフルーツ

問題⑧

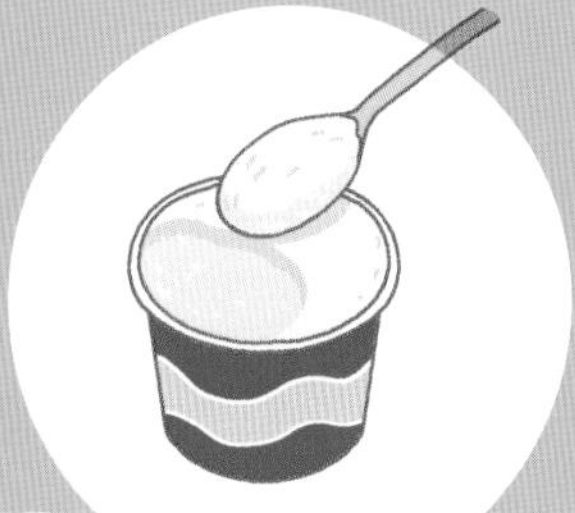

濃厚アイスクリーム

VS

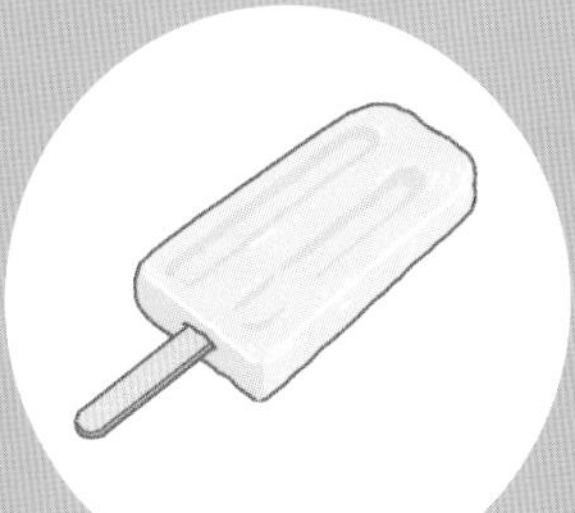

アイスキャンディ

問題⑨

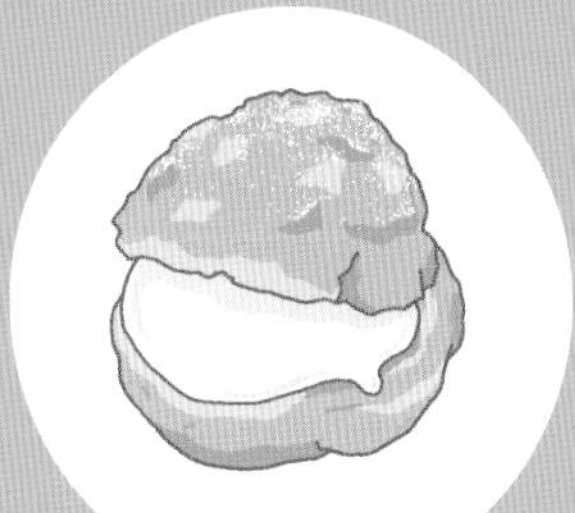

シュークリーム

VS

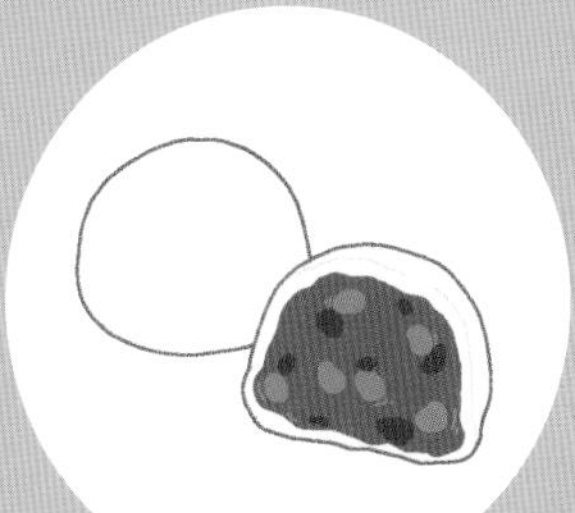

大福

問題⑦の答え　糖質が少ないのは　ミックスナッツ

どちらも健康志向の方が好んで口にしていると思いますが、間食として摂るなら、迷わずミックスナッツです。**ナッツにはアーモンドやくるみなどいろいろな種類がありますが、総じて糖質が少なく、油脂が多い食べ物**です。

一方、豊富な栄養素を丸ごとギュッと詰め込んだドライフルーツは、小さくて手軽に口に入れられるのが大問題です。ただでさえ糖質高めの果物を、小さいからといって小腹が空くたびに食べていると、軽く糖質量オーバーになります。

Point　食材の糖質：いちご（ドライフルーツ）　79.8 g（100 g あたり）

問題⑧の答え　糖質が少ないのは　濃厚アイスクリーム

濃厚アイスクリームのほうが太りそうなイメージがありますが、成分表を確認すると、思っているほど糖質は多くないことがわかります。「太りやすい」と思うのは、乳脂肪分が多く、カロリーが高いからでしょう。もちろん、糖質を全く含まないわけではないので食べる量には気をつけてください。

一方、**アイスキャンディは、ほぼ水と砂糖だけでつくられているため、ガリガリ食べながら糖質だけを摂ることに**なります。

Point　食材の糖質：氷菓（アイスキャンディ）　18.1 g（110mL あたり）

問題⑨の答え　糖質が少ないのは　シュークリーム

どちらも甘い食べ物ですが、私がどちらをデザートやおやつで食べているかというと、断然シュークリームです。というのは、**シュークリームの生地は炭水化物ですが、中のクリームは血糖値が上がらない食べ物が多い**からです。さらに、砂糖ではなく人工甘味料で甘みを付けてもそこまで味が変わりません。

一方、**大福は、生地もあんこも、炭水化物だらけ**。大福に付いている栄養成分表をチェックしてみてください。小さな大福 1 個に、驚くほどの糖質が含まれています。食べるときは、ほんの少量で。

Point　食材の糖質：大福　52.0 g（100 g あたり）

ロカボ実践に使える糖質表

	食品名	量	糖質量	食物繊維	たんぱく質	脂質
穀類	白米	150g	53.4g	2.3g	3.8g	0.5g
	玄米	150g	51.3g	2.1g	4.2g	1.5g
	食パン	6枚切り1枚（60g）	25.3g	2.5g	5.3g	2.5g
	ライ麦パン	6枚切り1枚（60g）	28.2g	3.4g	5.0g	1.3g
	全粒粉パン	6枚切り1枚（60g）	24.6g	2.7g	4.7g	3.4g
	オートミール	30g（1食分）	17.9g	2.8g	4.1g	1.7g
	うどん（ゆで）	250g（1玉）	50.7g	3.3g	6.5g	1.0g
	ラーメン（中華麺・生）	120g（1食分）	60.3g	6.5g	10.3g	1.4g
	スパゲッティ（乾）	80g（1食分）	54.2g	4.3g	10.3g	1.4g
	生パスタ（生）	80g（1食分）	36.3g	1.2g	6.2g	1.5g
	そば（ゆで）	200g（1玉）	46.2g	5.8g	9.6g	2.0g
	小麦粉（薄力粉）	100g	73.3g	2.5g	8.3g	1.5g
	米粉	100g	81.3g	0.6g	6.0g	0.7g
いも・でんぷん類	さつまいも	100g	30.3g	2.8g	0.9g	0.5g
	さといも	100g	10.8g	2.3g	1.5g	0.1g
	じゃがいも	100g	6.1g	9.8g	1.8g	0.1g
	ながいも	100g	12.9g	1.0g	2.2g	0.3g
	片栗粉（じゃがいもでん粉）	100g	81.6g	0g	0.1g	0.1g
	春雨（普通はるさめ・ゆで）	100g	19.1g	0.8g	0g	—
野菜（豆類）	大豆（ゆで）	100g	0g	8.5g	14.8g	9.8g
	えだまめ（ゆで）	100g	4.3g	4.6g	11.5g	6.1g
	ひよこ豆（ゆで）	100g	15.8g	11.6g	9.5g	2.5g
	えんどう豆（ゆで）	100g	17.5g	7.7g	9.2g	1.0g
	いんげん豆（ゆで）	100g	10.9g	13.6g	9.3g	1.2g
	そら豆（ゆで）	100g	12.9g	4.0g	10.5g	0.2g
	小豆（あずき・ゆで）	100g	16.9g	8.7g	8.6g	0.8g
	黒豆（乾燥）	100g	15.1g	19.2g	36.4g	22.0g
	おから（生）	100g	2.3g	11.5g	6.1g	3.6g

	食品名	量	糖質量	食物繊維	たんぱく質	脂質
野菜（豆類）	納豆	40g（1パック）	1.0g	3.8g	6.6g	4.0g
	木綿豆腐	150g（1／2丁）	0.6g	1.7g	10.5g	7.4g
	絹ごし豆腐	150g（1／2丁）	1.6g	1.4g	8.0g	5.3g
	高野豆腐（乾燥）	20g（1枚）	0.3g	0.5g	10.1g	6.8g
	豆乳	200g(コップ約1杯)	2.8g	1.8g	7.2g	5.6g
	調整豆乳	200g(コップ約1杯)	7.4g	2.2g	6.4g	7.2g
野菜（生）	キャベツ	100g	3.4g	1.8g	1.2g	0.1g
	もやし(アルファルファ)	100g	0.6g	1.4g	1.6g	0.1g
	豆苗	100g	1.0g	2.2g	3.8g	0.4g
	とうもろこし	100g	13.8g	3.0g	3.6g	1.7g
	れんこん	100g	13.5g	2.0g	1.9g	0.1g
	かぼちゃ	100g	8.1g	2.8g	1.6g	0.1g
	大根	100g	2.7g	1.4g	0.5g	0.1g
	かぶ	100g	3.1g	1.5g	0.7g	0.1g
	カリフラワー	100g	2.3g	2.9g	3.0g	0.1g
	ブロッコリー	100g	0.8g	1.8g	1.9g	0.6g
	ごぼう	100g	9.7g	5.7g	1.8g	0.1g
	玉ねぎ	100g	6.9g	1.5g	1.0g	0.1g
	トマト	100g	3.7g	1.0g	0.7g	0.1g
	ピーマン（青）	100g	2.8g	2.3g	0.9g	0.2g
	なす	100g	2.9g	2.2g	1.1g	0.1g
果物	桃	100g	8.9g	1.3g	0.6g	0.1g
	メロン（露地）	100g	9.9g	0.5g	1.0g	0.1g
	バナナ	100g	21.4g	1.1g	1.1g	0.2g
	りんご（皮つき）	100g	14.3g	1.9g	0.2g	0.3g
	レモン	100g	7.6g	4.9g	0.9g	0.7g
	いちご	100g	7.1g	1.4g	0.9g	0.1g
きのこ類	しいたけ(菌床栽培・生)	100g	1.5g	4.9g	3.1g	0.3g
	エリンギ（生）	100g	2.6g	3.4g	2.8g	0.4g
	マッシュルーム(生)	100g	0.1g	2.0g	2.9g	0.3g
	えのきたけ（生）	100g	3.7g	3.9g	2.7g	0.2g

	食品名	量	糖質量	食物繊維	たんぱく質	脂質
海藻類	海苔	100g	5.8g	35.2g	29.4g	5.2g
	わかめ（生）	100g	2.0g	3.6g	1.9g	0.2g
肉類	鶏もも肉（皮つき）	100g	0g	0g	16.6g	14.2g
	鶏むね肉（皮つき）	100g	0.1g	0g	21.3g	5.9g
	鶏ささみ	100g	0.1g	0g	23.9g	0.8g
	豚ロース	100g	0.2g	0g	19.3g	19.2g
	豚ヒレ	100g	0.3g	0g	22.2g	3.7g
	豚ばら	100g	0.1g	0g	14.4g	35.4g
	ロースハム	100g	2.0g	0g	18.6g	14.5g
	豚ばらベーコン	100g	3.2g	0g	15.4g	19.4g
	ウインナーソーセージ	100g	3.3g	0g	11.5g	30.6g
	牛かたロース（和牛）	100g	0.2g	0g	16.5g	26.1g
	牛サーロイン（和牛）	100g	0.3g	0g	11.7g	47.5g
魚類	マグロ（赤身）	100g	0.1g	0g	26.4g	1.4g
	マグロ（脂身）	100g	0.1g	0g	20.1g	27.5g
	サバ	100g	0.3g	0g	20.6g	16.8g
	いわし	100g	0.2g	0g	19.2g	9.2g
	アジ	100g	0.1g	0g	19.7g	4.5g
	カツオ	100g	0.1g	0g	25.8g	0.5g
卵・乳製品	卵	50g（1個）	0.2g	0g	6.1g	5.1g
	牛乳	200g（コップ１杯）	9.6g	0g	6.6g	7.6g
	ナチュラルチーズ（クリーム）	20g	0.5g	0g	1.6g	6.6g
	プロセスチーズ	20g	0.3g	0g	4.5g	5.2g
	ヨーグルト（全脂無糖）	80g	3.9g	0g	2.9g	2.4g
	低脂肪ヨーグルト	80g	4.2g	0g	3.0g	0.8g
	飲むヨーグルト	100g	12.2g	0g	2.9g	0.5g
	生クリーム	100g	6.5g	0g	1.9g	43.0g
飲み物	果汁100%（りんご濃縮還元）	200g	22.8g	―	0.2g	0.4g
	果汁100%（りんごストレート）	200g	23.6g	―	0.4g	0.2g
	スポーツドリンク	200g	10.2g	―	0g	―

※出典：日本食品標準成分表2020年版（八訂）より作成

おわりに

ロカボの効果はいつくらいから出始めますか?

そんなことを聞かれることがあります。ロカボは、1食目から効果があります。なぜなら、その食事で糖質量をルール内に抑えると、食後に血糖値が急上昇することはないからです。

そして、継続することで疲弊していたすい臓などが元気を取り戻し、食事をする前から高かった空腹時血糖値も下がり、1日を通じて正常値で安定するようになります。

糖質がたくさん含まれている食べ物を減らして、代わりにたんぱく質や脂(油)、食物繊維などでおなかをいっぱいにする。ロカボは簡単な食事法です。

しかし、ご飯をたくさん食べていた人のなかには、茶碗半分のご飯を見て難しいと思ってしまう人もいるかもしれませんね。そんなときは、大盛りだった人は、まずふつう盛りにしましょう。2膳だった人は1膳にしましょう。

その分、おかずをたくさん食べて、おなかを満たしてみてください。すぐにご飯をたくさん食べなくてもいいことに気づくはずです。慣れてきたら、もう少しご飯の量を減らしてみましょう。

私の経験では、毎日おなかいっぱい食べているのに血糖値が改善できていることに気づくと、多くの方が喜んで、さらに糖質摂取を1食40ｇに近づけていきます。ちょっと試したら、思わずもっとやってみたくなる。それがロカボなのです。

そして、続けることで工夫を始めるのもロカボです。とんかつに塩やレモンをかけて食べるとか、キャベツにオリーブ油やマヨネーズをかけるとか、デザートをしっかり食べたいときは、ご飯を抜くとか……。ルールのなかでどうやったらおなかいっぱいになるかな、と考えるようになります。

そこまで到達したら、もうロカボの達人。おいしく、楽しく続けられます。もはや、高血糖に悩まされることはなくなります。

山田　悟

第２章
30. Diabetes Care 2002; 25(1): 148-198

第３章
31. JAMA 2014; 312(23): 2531-2541

第４章
32. Am J Clin Nutr 2007; 85(6): 1545-1551
33. J Clin Endocrinol Metab 2015;100(6): 2434-2442
34. J Clin Invest 2009; 119(5): 1322-1334
35. Exerc Sport Sci Rev 2013; 41(3):169-173
36. J Nutr 2014; 144(6): 876-880
37. Br J Sports Med 2018; 52(6): 376-384
38. Med Sci Sports Exerc 2019; 51(4):798-804
39. Diabetes 2008; 57(10): 2661-2665
40. Diabet Med 1988; 5(1): 13-21
41. Curr Hypertens Rep 2019; 21(8): 63
42. New Diet Therapy 2016; 32(2): 224
43. Asia Pac J Clin Nutr 2011; 20(2):161-168
44. Diabetologia 2016; 59(3): 453-461
45. BMJ Open Diabetes Res Care 2017; 5(1):e000440

参考文献

第１章

1. Progress in Medicine 2005; 25(1):69-73
2. JAMA 2006; 295(14): 1681-1687
3. BMJ Open Diabetes Res Care 2021;9(1): e001923
4. Cardiovasc Diabetol 2021; 20(1):15
5. Diabetes Care 2010; 33(10): 2169-2174
6. Diabetes Care 2006; 29(9): 2140-2157
7. Dietary Reference Intakes: page265-338, Institute of Medicine
8. 糖尿病 2013; 56(7): 409-412
9. J Clin Lipidol 2009; 3(1): 19-32
10. Circulation 2011; 123(20): 2292-2333
11. JAMA 2015; 313(24): 2421-2422
12. Diabetes Care 2013; 36(11): 3821-3842
13. Lancet 2014; 383(9933): 1999-2007
14. Diabetes Care 2018; 41(12): 2669-2701
15. Diabetes Care 2019; 42(5): 731-754
16. Diabetes Care 2022; 45(11): 2753-2786
17. Eur Heart J 2013; 34: 1225-1232
18. Am J Clin Nutr 2010; 92: 759-765
19. N Engl J Med 2008; 359(3): 229-241
20. 国立健康・栄養研究所ホームページ（国民健康・栄養調査｜国立健康・栄養研究所 (nibiohn.go.jp)）（02.xlsx(live.com)）
21. Diabetology 2021; 2(2): 51-64
22. Cell 2014; 156(1-2): 84-96
23. Nat Commun 2013; 4: 1829
24. J Clin Endocrinol Metab 2009;94(11): 4463-4471
25. Diabetes Care 2018; 41(5): e76-e77
26. Keio J Med 2017; 66(3): 33-43
27. 日本人の食事摂取基準（2020 年版）page70: 図 12
28. J Gerontol A Biol Sci Med Sci 2015;70(9): 1097-1104
29. J Bone Miner Res 2016; 31(1): 40-51

著者紹介

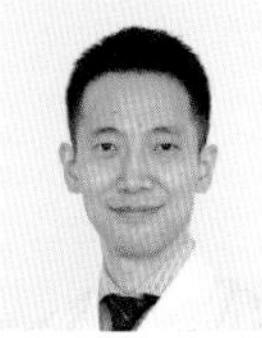

山田 悟（やまだ・さとる）

医学博士
北里大学北里研究所病院
副院長、糖尿病センター長

1994年、慶應義塾大学医学部卒業。
糖尿病専門医として多くの患者と向き合う中、カロリー制限中心の食事療法では、食べる喜びが損なわれている事実に直面。患者の生活の質を高められる糖質制限食に出合い、積極的に糖尿病治療へ取り入れている。日本内科学会認定内科医・総合内科専門医、日本糖尿病学会糖尿病専門医・指導医、日本医師会認定産業医。

運動をしなくても
血糖値がみるみる下がる
食べ物大全

2023年10月11日　第1刷発行
2024年7月29日　第4刷発行

著　　者　山田 悟

編 集 人　辺土名 悟
編　　集　わかさ出版
企画協力　山田サラ
編集協力　洗川俊一
装　　丁　下村成子
本文デザイン　ドットスタジオ／G-clef
撮　　影　よねくらりょう
イラスト　石玉サコ
校　　正　東京出版サービスセンター、荒井よし子
発 行 人　山本周嗣
発 行 所　株式会社文響社
〒105-0001　東京都港区虎ノ門2丁目2-5
共同通信会館9階
ホームページ　https://bunkyosha.com
お問い合わせ　info@bunkyosha.com
印刷・製本　株式会社光邦

ISBN 978-4-86651-678-3

本書は専門家の監修のもと安全性に配慮して編集していますが、本書の内容を実践して万が一体調が悪化する場合は、すぐに中止して医師にご相談ください。また、疾患の状態には個人差があり、本書の内容がすべての人に当てはまるわけではないことをご承知おきのうえご覧ください。本書の情報は発売日時点の情報に基づいています。